U0278522

帕金森病
中西医护理与康复

李 彬 主编

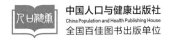

中国人口与健康出版社
China Population and Health Publishing House
全国百佳图书出版单位

图书在版编目（CIP）数据

帕金森病：中西医护理与康复 / 李彬主编 .
北京：中国人口与健康出版社，2025.3. -- ISBN 978
-7-5238-0123-9

Ⅰ . R742.5

中国国家版本馆 CIP 数据核字第 2024TK6312 号

帕金森病：中西医护理与康复
PAJINSENBING : ZHONG - XIYI HULI YU KANGFU

李　彬　主编

责 任 编 辑	张　瑞
责 任 设 计	侯　铮
责 任 印 制	王艳如　任伟英
出 版 发 行	中国人口与健康出版社
印　　　刷	小森印刷（北京）有限公司
开　　　本	880 毫米 ×1230 毫米 1/32
印　　　张	7.375
字　　　数	110 千字
版　　　次	2025 年 3 月第 1 版
印　　　次	2025 年 3 月第 1 次印刷
书　　　号	ISBN 978-7-5238-0123-9
定　　　价	39.80 元

微　信 ID	中国人口与健康出版社		
图 书 订 购	中国人口与健康出版社天猫旗舰店		
新 浪 微 博	@ 中国人口与健康出版社		
电 子 信 箱	rkcbs@126.com		
总编室电话	（010）83519392	发行部电话	（010）83557247
办公室电话	（010）83519400	网销部电话	（010）83530809
传　　　真	（010）83519400		
地　　　址	北京市海淀区交大东路甲 36 号		
邮　　　编	100044		

版权所有·侵权必究
如有印装问题，请与本社发行部联系调换（电话:15811070262）

编委会

主　编：李　彬

副主编：夏秋玉　陈　鹏

编委会（按姓氏笔画排序）：

王少松　田　伟　刘慧林

孙云闯　李　凯　李倩倩

吴剑坤　宋书香　陈　静

周　媛

前　言

　　我们处在一个科技不断进步的时代，医学的发展带来了前所未有的机会。在众多疾病挑战中，帕金森病作为一种慢性神经系统退行性疾病，长期以来一直是医学研究的重点。它不仅严重影响患者的生活质量，也给家庭和社会带来了沉重的经济负担。随着病情的发展，患者可能会遇到行动障碍、睡眠障碍等一系列问题，这无疑加重了患者的痛苦。因此，探索更有效的帕金森病治疗方法成为我们共同的使命。

　　在这一背景下，首都医科大学附属北京中医医院与北京大学第一医院这两个医疗和研究的先锋机构决定联合起来，共同编写这本关于中西医结合治疗帕金森病的科普书籍。两家医院分别是国内治疗帕金森病中医和西医方面的知名医疗机构，曾联合申报并获批北京市中医药管理局颁布的"2023北京市疑难重大疾病中西医协同攻关项目"，且为帕金森病方向唯一团队。这本书也是协同攻关项目的产物之一，旨在将中医的古老智慧与西医的现代科技完美结合，为帕金森病患者及其家庭提供一个全面、科学、实用的康复指南。通过这种跨学科的合作，我们期望患者能够更加全面地认识帕金森病，同时也为其带来更多的治疗选择。

在这本书中，我们深入探讨了帕金森病的病因、症状以及发病机制，详细介绍了西医在药物和康复治疗等方面的最新进展。同时，我们也着重介绍了中医在整体调理和改善症状上的独特优势，如采用针灸、中药、耳穴压丸等传统疗法。此外，书中还包含了许多实用的生活护理建议，帮助患者和家属更好地应对日常生活中的挑战。

这本书是我们对于帕金森病中西医结合治疗理念的一次深刻体现，凸显了我们对患者健康和生活质量改善的深切关怀。我们坚信，通过中西医的共同努力，我们能够为帕金森病患者提供更加全面、有效的治疗方案，从而提高他们的生活质量。

最后，我们希望这本书不仅能够为帕金森病患者及其家属带来希望和帮助，而且能够激发更多医学专业人士对中西医结合治疗本病的兴趣，共同推动该医学领域的发展与进步。在此，我们诚挚感谢所有参与本书编写的专家，他们的辛勤工作和宝贵经验是这本书能够问世的基石。同时，我们也期待这本书能够成为帕金森病科普宣传领域的一个里程碑，为所有关心和支持帕金森病治疗发展的人们提供灵感和帮助。

第一章 帕金森病的中医认识 /1

第二章 **帕金森病的西医认识 /65**

第三章 **帕金森病的康复 /97**

第一章

帕金森病的
中医认识

01 什么是帕金森病？

　　帕金森病是一种常见的神经系统退行性疾病，主要发生在中老年人群，发病率仅次于阿尔茨海默病，是一种慢性、进行性和致残性疾病，目前我国有约 300 万以上的帕金森病患者。

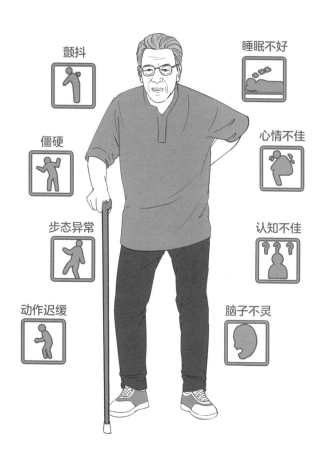

帕金森病的主要病因是什么?

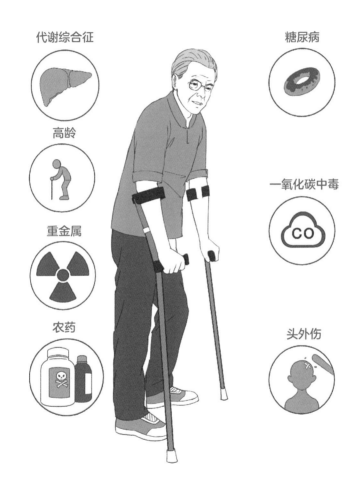

代谢综合征

糖尿病

高龄

一氧化碳中毒

重金属

农药

头外伤

　　截至目前，帕金森病的病因仍不明确。少部分患者有帕金森病家族史，这部分患者的发病与遗传相关。多数患者为散发病例。年龄是帕金森病的主要危险因素，男性患病风险较女性高；农药、一氧化碳、重金属等接触史会增加帕金森病的患病风险；年少或中年时的各种躯体疾病和精神疾病与帕金森病风险增加相关，如代谢综合征、糖尿病、脑外伤病史等；流行病学研究发现，居住在农村地区、使用井水、从事农业劳动、膳食和日照中维生素 D 水平降低等因素也会增加患帕金森病的风险。

03 帕金森病的症状有哪些？

帕金森病的症状主要分为运动症状和非运动症状两类。运动症状包括运动迟缓、肌强直、静止性震颤，中晚期患者常伴有姿势障碍、平衡障碍和步态障碍。非运动症状可以在运动症状发生前 10 ~ 20 年内发生，如便秘、抑郁、快速眼动睡眠行为障碍、嗅觉下降和白天过度嗜睡等，还有一些非运动症状在运动症状发生后出现，并且随着病情的发展逐渐加重，如认知功能障碍、直立性低血压、精神行为障碍和排尿障碍等。

04 帕金森病的治疗方法有哪些？

帕金森病目前主要的治疗方法包括西医口服药物治疗、手术治疗、康复治疗，中医中药及针灸治疗等。中医是治疗帕金森病很好的方法之一，但本病尚不能治愈。

05 帕金森病在中医理论中叫什么？

帕金森病在中医理论中属于"颤拘病"的范畴。其中以行动缓慢、静止性震颤为主要表现的称为颤病；以行动缓慢、肌强直为主要表现的称为拘病；二者兼有，称为颤拘病。

06 中医为何将帕金森病定义为颤拘病？

中医学的颤病又称震颤和颤震，是指患者以头部和四肢颤抖、震颤、不能自主活动为特征的疾病，这与帕金森病患者的症状很像。在帕金森病初期或者轻度的患者出现摇头或手足活动，重度患者可出现摇头、肢体震颤甚至肢体挛缩不能行走。因此，中医学多将帕金森病称为颤病。帕金森病患者还会出现肢体肌张力高、发僵、行走迟缓，这与中医学的拘病相似，因此，中医学根据患者的临床表现，将帕金森病称为颤拘病。但中医学的颤病并不只包括帕金森病，还包括帕金森叠加综合征、良性特发性震颤、肝豆状核变性、小脑病变的姿势性震颤、甲状腺功能亢进等疾病。

07 中医大夫应关注帕金森病患者的哪些问题？

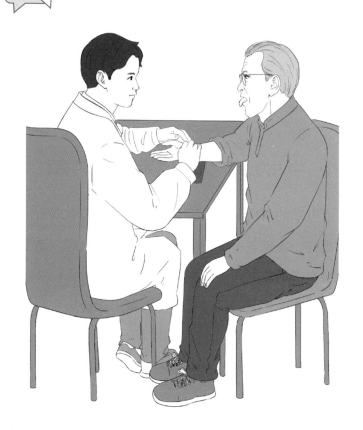

中医大夫和西医大夫一样，除了关注帕金森病患者行动缓慢、静止性震颤、肌强直等运动症状和睡眠障碍、体位性低血压、抑郁焦虑、便秘等非运动症状，还要关注患者的舌象和脉象，以及患者吃饭是否有胃口，出汗多不多，是否怕冷、口渴等相关问题。

08 从中医学来看，调理好肝、脾对帕金森病患者的重要性有哪些？

帕金森病属中医学颤拘病，中医学认为其病因以肝肾阴虚、气血亏虚、肝气郁结、肾精亏虚为主，多与肝、脾相关。因此，中医学非常重视脾、胃对颤拘病发病的影响，肝郁克脾及脾虚肝乘常被认为是颤拘病发病的重要原因。

帕金森病患者多会出现肝气郁结不畅，气滞导致血瘀，筋脉失养；或是肝郁后化火生风，风阳暴张，窜经入络，扰动筋脉。中医认为木克土，帕金森病患者由于肝郁克脾，出现脾虚不运，津液失于输布，而聚湿生痰，痰浊流窜经络，扰动筋脉，则出现肢体震颤、运动缓慢等典型运动症状。因此，调理好肝、脾对于帕金森病患者非常重要。

09 帕金森病患者看中医需要准备什么？

建议大家带好以往相关就诊记录及检验检查结果，记录目前帕金森病用药方案。如果开汤药，告知医生是否有过敏史和以往服用中药的经历和体会；如果扎针灸，建议就诊前提前洗澡，穿着宽松舒适的衣服，以便于针刺治疗。

10 帕金森病患者如果扎了针灸，还用吃西药吗？

帕金森病目前尚不能治愈，针灸是治疗本病比较好的物理疗法之一，越来越多的临床研究证实，针灸可以缩短药物起效时间，并增加药效维持的时间，针灸联合西药与单纯口服西药对比，可以更好地改善患者生活质量。尽管如此，针灸疗法尚不能替代西医药物治疗，即使扎针灸了，也需要继续口服药物。

11 帕金森病患者服用了中药，西药是不是可以停服了？

帕金森病是一种渐进性神经系统障碍性疾病，目前尚无根治方法，治疗的主要目的在于缓解症状和改善生活质量。在帕金森病的治疗过程中，医生可能会考虑包括西药和中药在内的多种治疗手段。然而，当涉及是否可以在使用中药后停用西药时，需要考虑以下重要因素。

第一，个体化治疗原则。每个帕金森病患者的情况都是独特的，包括病情的严重程度、症状的表现以及对治疗的反应。因此，治疗方案需要根据个人的具体情况定制，由专业医疗人员指导。

第二，中西医结合治疗。中医和西医在治疗帕金森病时采用不同的方法和理论。中药则着眼于调整人体内的阴阳平衡，通过恢复内部环境的和谐来达到治疗的目的。西药主要通过化学药物直接作用于病理过程，改善症状。在某些情况下，中西医结合治疗会为患者带来更好的治疗效果。

第三，监测和评估。在使用中药治疗的同时，需要定期监测患者的健康状况和症状变化，以评估治疗效果。这一过程可能需要时间，并需要医生根据情况调整治疗方案。

总而言之，虽然中药对某些帕金森病患者可能有帮助，但这并不意味着可以自行停止西药治疗。任何治疗方案的调整都应在医生的指导下进行，确保治疗既安全又有效。与医生保持开放的沟通，是帕金森病治疗过程中不可或缺的一部分。

12 帕金森病患者针灸治疗后自觉症状好转，停服西药会出现什么问题？

部分帕金森病患者经针灸治疗后症状好转，便自行停用西药，不建议这样做。一些患者骤然停药后可能出现停药反应，表现为发热、休克等反应。所以，建议患者不要自行停药，一定要在医生的指导下调整用药方案。

13 帕金森病患者扎针灸，是不是哪抖就扎哪？

不是，中医针灸在治疗颤拘病时有自己的理论依据，主要来源于《黄帝内经》等中医经典古籍，根据患者舌象、脉象进行辨证论治，涉及的穴位可能包括头部、颈部、背部、肢体各处，并不是哪抖就扎哪。

14 帕金森病患者针灸治疗一个疗程要多久？

针灸治疗疗程一般会根据患者的病程、疾病严重程度、对针灸的耐受程度等综合因素确定，一般来说，帕金森病的每次针灸治疗周期在 2 ~ 3 个月，此后可以停止针灸一段时间，然后开始下一个疗程，多数患者需要长期治疗。

15 帕金森病患者针灸治疗后，需要注意什么？

针灸属于微创疗法，针灸治疗后需保持伤口清洁，避免感染，针灸治疗当天尽量避免针刺部位沾水。如果伤口出现红肿、渗液等异常情况，应及时就医，注意休息，尽量避免剧烈运动和劳累，给身体充足的休息时间，有助于针灸效果更好地发挥。

16 什么是火针疗法，火针疗法能治疗帕金森病吗？

火针疗法是中医针灸治疗的一种方法，在古代称其为燔针、焠刺、烧针等，是将针体烧红，然后刺入人体一定的穴位或部位，从而达到治疗疾病的一种针刺方法。此法临床应用广泛，对许多疾病的治疗效果良好，相关研究发现，火针疗法在帕金森病的治疗中有一定的积极作用。

17 帕金森病患者都可以扎火针吗？

一般来说，大多数帕金森病患者可以扎火针，但不是所有的人都可以扎火针。若有凝血功能严重障碍，严重的心、肝、肾等脏器功能障碍者禁用，孕妇、产妇、糖尿病患者、瘢痕体质或过敏体质者慎用。精神过于紧张、饥饿、疲劳的患者不宜使用。

18 帕金森病患者火针治疗后，需要注意什么？

帕金森病患者火针治疗后，针刺部位当天不宜着水，注意针刺部位局部清洁，切忌用手搔抓，不宜用油、膏类药物涂抹，如果发现针刺部位局部出现微红、灼热、轻度疼痛、瘙痒等症状多属正常现象，可先观察，暂不作处理；如果局部红肿明显，应及时就诊。

19 针灸在治疗帕金森病中的作用机制是什么？

调节神经递质：研究表明，针灸可以增加大脑中多巴胺的含量。多巴胺是一种重要的神经递质，其在帕金森病患者中通常呈现缺失或下降的状态。通过提升多巴胺水平缓解帕金森病的一些核心症状，如手部震颤和肌肉僵硬。

促进血液循环：针灸通过刺激体内的穴位，可以促进血液循环，改善局部的血液供应。增加的血液流动有助于减少炎症和促进受损神经细胞的修复。

调整神经系统功能：针灸还被认为能够通过调节中枢神经系统和自主神经系统的功能，帮助恢复神经系统的平衡。这种调节作用有助于减轻帕金森病患者的非运动症状，如睡眠障碍、情绪波动等。

减轻肌肉僵硬和疼痛：针灸能够有效减轻肌肉的僵硬和疼痛，提高患者的生活质量。这一作用部分归因于针灸能够促进肌肉放松，减少肌肉紧张造成的不适。

提高免疫系统功能：有研究指出，针灸能够在一定程度上调节免疫系统功能，增强机体对疾病的抵抗力。这一点对于长期患病的帕金森病患者尤其重要。

综上所述，针灸治疗帕金森病的作用机制是多方面的，不仅包括调节神经递质、改善血液循环、调整神经系统功能，还涉及减轻肌肉僵硬和疼痛、提高免疫系统功能等多个方面。值得注意的是，尽管现有的研究支持针灸在治疗帕金森病中的潜在价值，但是更多的高质量临床研究仍然是必需的，以进一步验证这些作用机制。

20 帕金森病在中医上有哪些分型？

阴血亏虚证：患者表情呆滞，以肢体拘挛，活动迟缓为主，上肢摆动差，步态拖拉，言语不利，腰酸腿笨，大便秘结，舌偏嫩，舌苔少，脉弦细。

肝风内动证：患者表情呆滞，以肢体静止性震颤为主，上肢摆动差，步态拖拉，言语不利，腰酸腿笨，大便秘结，舌偏嫩，舌苔少，脉弦细。

痰火内扰证：患者表情呆滞，肢体或头部震颤，动作迟缓，肢体拘挛，胸满烦惊，体倦沉重，小便不利或大便秘结，舌偏红或干，舌苔黄或白腻，脉弦或滑。

阳虚风动证：患者表情呆滞，姿势不稳或步态慌张，肢体或头部可见静止性震颤，项背僵，肢体拘挛，体倦乏力，畏寒肢冷，或腰膝酸软，舌质淡红或淡暗，舌苔薄白，脉沉。

阴阳两虚证：患者行动困难或启动困难，卧床或轮椅，表情呆滞，肢体或头部震颤日久，项背僵，肢体拘挛，疲乏体倦，畏寒肢冷，腰酸腿痛，有时头晕或晕厥发作，舌质淡嫩或淡暗，苔白，脉沉细。

21 什么是阴虚风动？

在中医学中，"阴虚风动"是用来描述一种特定的病理状态，尤其是在说到一部分帕金森病患者的病机时，这一概念经常被引用。

阴虚：在中医理论中，阴阳是构成世间万物的基本两极，代表了事物的对立统一。阴代表冷、静、内在的方面；阳代表热、动、外在的方面。阴虚是指体内阴液不足，无法滋养和降低体内的阳热，导致内热上升或出现燥热的症状，如手足心热、潮热、盗汗、口干舌燥等。

风动：在中医学中，"风"是外邪之首，代表变化无常和快速移动的特性。内在的"风"通常指的是由于体内不和谐导致的病理性变化，如突然的功能失调、痉挛或疼痛等。所谓的"风动"则是指体内的"风"因为某种不平衡而活动异常，导致身体功能的紊乱。

阴虚风动：是指因为患者体内阴液不足导致内部环境阳热偏盛，进而激发体内"风"的异常活动。这种状态下，身体失去了必要的润泽和滋养，导致"风"易于内生和动摇，引起或加剧某些疾病的症状。在帕金森病的情境下，"阴虚风动"最常见的表现就是肢体的静止性震颤。因此，在中医治疗帕金森病时，对于"阴虚风动"为典型表现的患者，常采用滋阴、平肝、息风的治疗方法，以期通过恢复身体内阴阳的平衡，减轻或缓解疾病症状。

22 什么是阳虚风动?

在中医学中，"阳虚风动"常用来描述一部分帕金森病患者的发病病机，这类患者多有畏寒、肢冷、喜热饮等中医学所说的阳虚表现，同时伴有帕金森病患者常见的行动迟缓、静止性震颤和肌强直等症状。

《黄帝内经·素问·生气通天论篇》说："阳气者，精则养神，柔则养筋。"养神则神清，养筋则筋柔，显然神清筋柔需要阳气的滋养，这与阴血润养精神、筋脉同等重要。一旦阳气不能发挥其作用，必然会影响神和筋的功能，出现心神障碍和筋脉异常。中医理论认为，阳化气、阴成形，阳主动、阴主静，这是阴阳的基本特性。阳能化气主动，所以机体的心神活动、肢体运动、气血运行、津液流转，都是阳气推动的结果。气为血之帅，血为气之母，气血津液非阳气不能运行，若阳虚气弱，无力推动、无以帅行，阴阳血气不能正常运行以养心神、濡筋骨、利关节，必将动风生风，导致动摇不定、痉挛抽动不能自止的症状出现。

23 治疗帕金森病的主要穴位有哪些?

针灸是中医治疗帕金森病常用的一种方法，通过刺激特定的穴位来调节人体的气血平衡，从而缓解症状。针灸所使用的穴位有很多，这与患者病情的具体情况，医生的临床经验体会等多种因素相关，在这里给大家推荐一些比较常用的穴位。

百会穴：位于头顶正中线，前发际后约5寸处。归属督脉，百会穴可以调和全身的气血，对于神经系统疾病有一定的治疗和缓解作用。

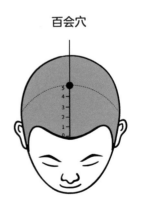

百会穴

脑户穴：属督脉，在后头部，后发际正中直上 2.5 寸，风府上 1.5 寸，枕外隆凸的上缘凹陷处。该穴位于颅底部，对于帕金森病的整体调理有很好的作用。

风池穴：属足少阳胆经，足少阳、阳维之会。在项部，当枕骨之下，与风府相平，胸锁乳突肌与斜方肌上端之间的凹陷处。风池穴有助于驱散风邪，缓解头颈部的症状。

肾俞穴：位于腰部，当第 2 腰椎棘突下旁开 1.5 寸。肾俞穴对于调节内分泌、助肾强筋健骨有良好效果，可以帮助帕金森病患者调和身体阴阳平衡。

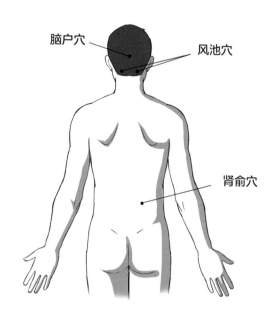

脑户穴　　风池穴　　肾俞穴

太冲穴：出自《黄帝内经·灵枢·本输》，属足厥阴肝经，位于足背，第1、第2跖骨间，跖骨结合部前方凹陷中。太冲穴对于调理肝气、缓解情绪波动有好处，对于帕金森病患者的情绪管理有一定帮助。

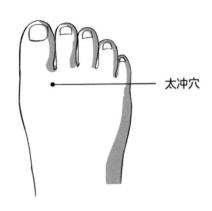

太冲穴

上述穴位可以单独使用或组合使用，以适应帕金森病患者的具体症状和体质。然而，针灸治疗应该在专业中医师的指导下进行，以确保治疗的安全性和有效性。患者也可以采用穴位按摩的方式，进行居家保健。

24 为什么中医学认为"调神"和"通腑"在帕金森病的治疗中很重要？

中医学认为，"调神"和"通腑"在帕金森病的治疗中非常重要。广义的"神"是指特定功能的外在表现，即人体精神、意志、知觉、运动等一切生命活动的统称。狭义的"神"指的是人体的精神、情绪、睡眠等活动。临床中帕金森病患者早期便表现出精神情绪异常，以急躁易怒或淡漠寡言为主，肝气横逆克伐脾土，导致脾胃功能障碍。因此，调神既可直接调整患者精神情绪变化，又可间接调整患者脾胃功能。而腑"以通为用""以降为顺"。因此，在胃肠功能失调的疾病治疗中，通调是治疗的目标。帕金森病患者伴有严重胃肠功能障碍，胃轻瘫和便秘是最常见的症状，因此"通腑"是改善其胃肠功能障碍的重要治疗方法。调神和通腑不仅可以帮助改善患者的情绪、睡眠、胃肠功能障碍，对于其运动症状的控制也有很好的治疗效果。

25 为什么说督脉在帕金森病的治疗中很重要？

督脉在中医理论中被认为是"阳脉之海"，其走向沿着脊柱向上，直至头部，影响着人体阳气和神经系统的功能。在帕金森病的治疗中，督脉之所以特别重要，有以下几个关键的原因。

调节中枢神经系统：督脉通过脊柱直接关联到中枢神经系统，包括大脑和脊髓。帕金森病是一种中枢神经系统的退行性疾病，督脉的调节作用可以帮助改善神经传导功能，对缓解症状（如肌肉僵硬、运动缓慢等）有积极的影响。

影响身体的阳气：中医认为督脉负责运行身体的阳气，而阳气对于维持生命活动、保证身体动能和调节体温等方面至关重要。通过刺激督脉，可以帮助其增强阳气，从而提高帕金森病患者的整体生命活力和生活质量。

促进血液循环：脉的刺激还可以促进血液循环，特别是在脊柱和脑部区域。改善血液循环有助于增加大脑的血流量，为神经细胞提供更多的氧气和营养物质，有助于减缓疾病的进展和改善症状。

沟通调节全身经络：督脉作为连接各主要经络关键的"奇经八脉"之一，对调节全身脏腑经络、促进气血流通非常重要。在帕金森病的治疗中，通过调理督脉，可以辅助调整其他经络的功能，帮助患者缓解各种症状，如精神状态、睡眠质量等。

因此，在中医和针灸治疗帕金森病的实践中，针对督脉的治疗手段被广泛应用。通过刺激督脉上的特定穴位，如百会、脑户、大椎、命门等，可以从多个层面对帕金森病患者的健康状况产生积极影响。

督脉

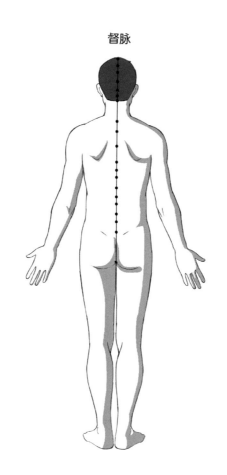

26 西医的脊髓电刺激和中医的督脉针灸治疗，是一回事儿吗？

脊髓电刺激是指在硬膜外间隙内放置微电极，通过电脉冲的方式对脊髓进行刺激，从而达到治疗目的的生物电子技术，以往主要用于治疗慢性顽固性疼痛。近年来，在针对帕金森动物模型或帕金森病患者的相关研究中发现，脊髓电刺激可改善帕金森的运动症状。

督脉位于人体后正中线，从尾骨之端的长强穴，上至头部，影响着人体的阳气和神经系统的诸多功能。在帕金森病的针灸治疗中，督脉是非常重要的经脉。

脊髓和督脉并不能画等号，但二者在解剖位置上确实相近，可以说督脉包含着一部分脊髓的功能属性。由此可见，在帕金森病的治疗上，中西医在某些方面有着共同的治疗靶点。

27 帕金森病患者经常头晕，可以吃中药吗？

帕金森病患者经常头晕，可能与体位性低血压有关。体位性低血压是指当人体从卧位到站立，体位发生变化后，血压突然下降的情况，通常下降超过 20 mmHg 的收缩压或 10mmHg 的舒张压。这种血压的下降可能导致大脑供血不足，进而引起头晕、眩晕，乃至一过性黑蒙或晕厥。

帕金森病患者出现体位性低血压，主要原因包括以下几个方面。

植物神经系统功能受损：帕金森病会影响植物神经系统，这是控制心率和血管收缩的系统。当植物神经系统功能受损时，血管对立位改变的反应减慢或不足，导致血压调节机制失常。

药物不良反应：用于治疗帕金森病的一些药物，有可能会引起或加剧体位性低血压。

脱水：帕金森病患者可能因为吞咽困难、进食减少或过度使用利尿剂而出现脱水，进一步降低血压。

目前，管理帕金森病患者的体位性低血压主要集中在预防和缓解症状上，具体措施如下。

缓慢变换体位：从卧位或坐位姿势慢慢站起，可减少血压突然下降的风险。

适度增加水分和盐分摄入：适量增加水分和盐分摄入有助于提高血容量，进而提高血压。但这需要在医生的指导下进行，以避免引起其他健康问题。

穿着紧身衣物：穿着紧身袜或腹部束带可以帮助促进血液回流，减少站立时血液在下肢的积聚。

调整药物：如果药物不良反应是导致体位性低血压的原因，医生可能会调整药物剂量或更换药物。

物理治疗：某些物理治疗方法，如下肢力量训练，可以帮助患者改善血液循环。

中医药方面，目前认为某些中药汤剂对帕金森病体位性低血压有一定的帮助。中药治疗通常侧重于整体调理和改善血液循环，同时强调平衡阴阳、补充气血。在中医理论中，帕金森病体位性低血压常被归为"气虚"或"阳虚"导致的血液运行不畅。因此，治疗旨在补气养血、升举阳气、改善血液循环。常用的中药如下。

黄芪：被广泛用于补气和提高机体免疫力，对于气虚引起的低血压有一定的帮助。

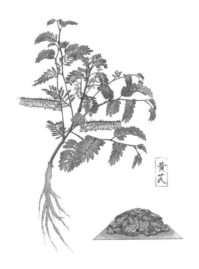

黄芪彩图见第 187 页

人参：具有很好的补气效果，用于治疗气虚引起的体位性低血压。

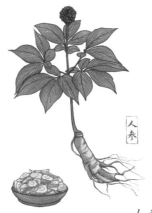

人参彩图见第 188 页

益母草：有助于改善血液循环，对于因血虚导致的体位性低血压有一定的治疗效果。

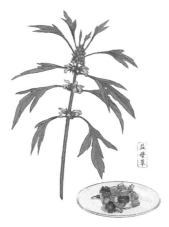

益母草彩图见第 189 页

肉桂：能够温阳散寒，强化心脏功能和血液循环，适用于阳虚体质的低血压患者。

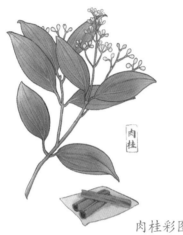

肉桂彩图见第 190 页

当归：用于养血活血，改善血液循环，有助于提升身体的整体气血状态。

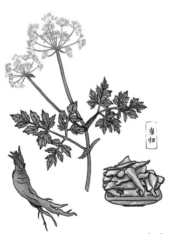

当归彩图见第 191 页

28 扎针灸、做穴位按摩可以治疗帕金森病患者体位性低血压吗？

针灸可以帮助患者调整自主神经系统的功能，从而对心血管系统产生正面影响。对于帕金森病体位性低血压的患者，适当的针灸治疗可能有助于稳定血压，减轻因血压突然下降引起的症状，如头晕或眩晕。

目前常用的方法包括针刺和艾灸，其中选择比较多的穴位包括百会、大椎、命门、气海、关元等。

百会：归督脉，位于头顶中线，当耳尖上连线的中点，可用于调整自主神经系统，促进心脑血液循环。

大椎：属督脉，位于颈部，当第 7 颈椎棘突下缘，后正中线上，有助于缓解神经紧张和压力，改善血液循环。

命门：属督脉，位于腰部，当第 2 腰椎棘突下，可以温补肾阳，对调节自主神经系统和心血管系统有益。

气海：属任脉，位于腹部前正中线肚脐下 1.5 寸，有助于增强体力，提高生命活力。

关元：属任脉，位于前正中线，肚脐下 3 寸，能够强化下焦的气血功能，促进血液循环。

上述穴位帕金森病患者可以适度地进行居家腧穴按摩，以拇指或示指进行穴位点揉，注意力度适中，每次

2～3分钟，每日1～2次。总的来说，针灸和穴位按摩作为辅助治疗手段，可能对帕金森病患者的体位性低血压有一定的帮助，但尚不能替代药物治疗。

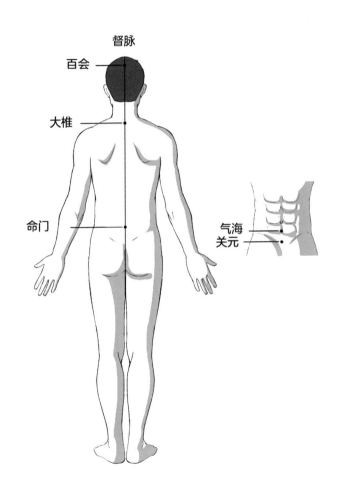

29 吃中药可以改善帕金森病患者的情绪问题吗？

帕金森病患者的低落情绪、抑郁症状是该疾病常见的非运动症状之一，这些情绪问题严重影响患者的生活质量。中医治疗情绪低落和抑郁主要侧重于调整内脏功能失衡，特别是心、肝和脾的功能，以及平衡阴阳、疏通肝气、养心安神。以下是治疗情绪问题的常用中药材。

柴胡：用于疏肝解郁，对于因肝气郁结引起的情绪低落有良好效果。

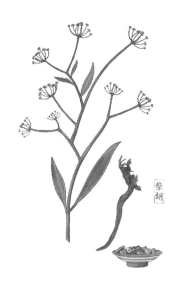

柴胡彩图见第 192 页

丹参：具有活血化瘀，安神的作用，适用于心血瘀阻导致的情绪低落和抑郁。

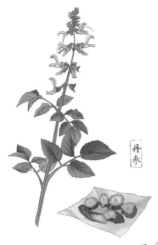

丹参彩图见第 193 页

郁金：具有疏肝解郁，活血行气的作用，对抑郁情绪有一定的改善作用。

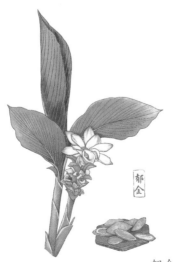

郁金彩图见第 194 页

合欢皮：具有安神，缓解情绪的作用，对于失眠和情绪低落有很好的治疗效果。

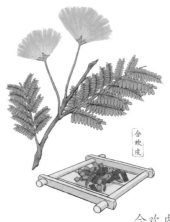

合欢皮彩图见第 195 页

百合：具有养心安神，润肺止咳的作用，用于心肺不足引起的悲伤、焦虑等症状。

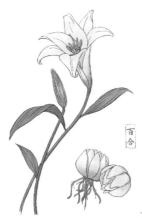

百合彩图见第 196 页

玫瑰花：具有疏肝解郁，调节情绪的作用，用于因情绪低落、胸闷、胁痛等症状。

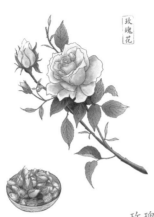

玫瑰花彩图见第 197 页

在使用中药治疗帕金森病患者的情绪低落和抑郁时，应由有经验的中医师进行诊断和制订个性化的治疗方案。不同的患者可能需要不同的药物组合和治疗方法。此外，中药治疗应与现代医学治疗相结合，包括心理治疗和必要的西药治疗，以实现最佳的治疗效果。

30 扎针灸、做穴位按摩可以改善帕金森病患者不良情绪吗？

针灸可以作为辅助治疗手段，帮助帕金森病患者改善情绪低落和抑郁症状。通过刺激特定的穴位，针灸可以调节身体的气血平衡，促进内分泌系统的平衡，从而对情绪有积极的影响。以下穴位可以改善情绪低落。

神门：位于手腕掌侧，腕横纹尽头，小指侧的凹陷处。此穴是治疗心脏和情绪问题的经典穴位，有助于安神减压。

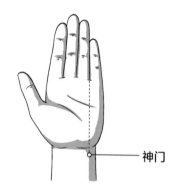

内关：位于前臂内侧，手腕横纹上 2 寸，处于桡骨和尺骨中间。此穴对于缓解心悸、焦虑、失眠等症状特别有效。

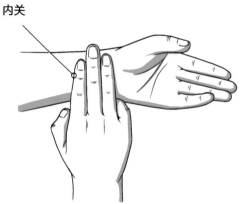

百会：位于头顶正中线，两耳尖上连线的中点。能够调和全身气血，对于改善睡眠、缓解抑郁情绪有好处。

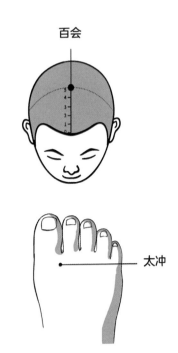

太冲：位于足背部，第1跖骨和第2跖骨之间的凹陷处。本穴作为疏肝解郁的重要穴位，适用于因肝气郁结引起的情绪低落。

帕金森病患者可以适度地进行居家腧穴按摩，以拇指或示指进行穴位点揉，注意力度适中，每次2～3分钟，每日1～2次。

31 中医如何治疗帕金森病患者的认知功能障碍？

认知功能障碍在帕金森病中较为常见，但发生时间及特征存在个体差异，轻度认知障碍可进展为痴呆，中晚期帕金森病患者出现痴呆的风险较高。中医学认为帕金森病患者出现认知功能障碍以髓海不足、痰瘀阻滞为基本病机。在基本证候治疗方案基础上辨证加用补益脑髓、化瘀除痰药，如龟甲胶、鹿角胶、远志、石菖蒲、丹参、川芎等。临床辨证以地黄饮子、大补元煎、孔圣枕中丹、通窍活血汤加减为常用治疗方剂。针灸疗法对于帕金森病患者伴发认知功能障碍也有很好的治疗效果，我院周德安教授创立"四神方"，采用百会、神庭、本神、四神聪、神门，有益气升阳，清热泻火，安神定志的功效。

32 帕金森病患者排尿费力，吃中药管用吗？

帕金森病患者常遇到排尿障碍，如排尿困难、尿等待时间较长，这多是帕金森病影响植物神经系统，进而影响膀胱功能导致的。中医治疗排尿困难主要侧重于调整肾和膀胱的功能，以及改善气血流通。以下中药可能对改善帕金森病患者的排尿困难有一定的帮助。

五味子：能收敛固涩，有利于改善频繁排尿或尿失禁等症状。

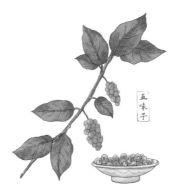

五味子彩图见第 198 页

山茱萸：能补肾益精，固精止遗，适用于肾虚所致的排尿问题。

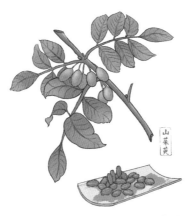

山茱萸彩图见第 199 页

桑螵蛸：能滋阴润燥，清热生津，用于治疗因肾阴虚导致的排尿困难。

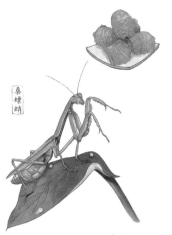

桑螵蛸彩图见第 200 页

金樱子：用于固肾止遗，清热利湿，适合治疗肾虚所致的尿频、尿急等症状。

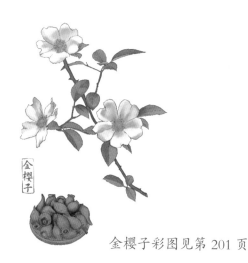

金樱子彩图见第 201 页

益智仁：温肾助阳，固精止遗，对于老年人尤其是帕金森病患者的排尿障碍有一定的帮助。

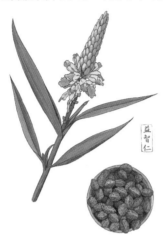

益智仁彩图见第 202 页

在使用中药进行治疗之前，重要的是要先经过中医师的全面诊断和辨证论治，这是因为每个人的体质和病情不同，需要个性化的治疗方案。此外，帕金森病的治疗需要一个综合的治疗方案，中药治疗可以作为辅助治疗方法之一，但应与西医治疗、物理治疗等方法相结合，以获得最佳治疗效果。

33 扎针灸、做穴位按摩可以缓解帕金森病患者排尿困难吗？

对于帕金森病患者的排尿困难，针灸可以帮助调节膀胱的功能，缓解排尿问题。以下穴位可以改善排尿困难。

次髎：属膀胱经，位于腰骶部，第二对骶后孔的位置，可调节下焦膀胱气化功能。

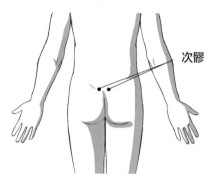

关元：归任脉。位于下腹部，前正中线上，脐下3寸。有助于强化下焦的功能，改善排尿困难。

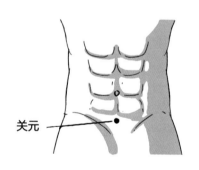

三阴交：属脾经穴。位于小腿内侧，距离内踝尖上3寸处。能调和脾肾，改善下焦湿热，对于排尿问题有辅助治疗作用。

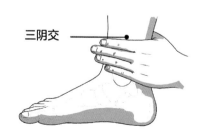

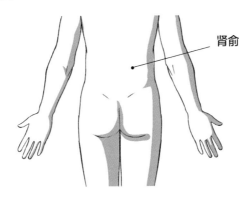

肾俞：属膀胱经穴。位于背部，第二腰椎棘突下旁开1.5寸。此穴有强肾利水的功效，适用于肾虚导致的排尿障碍。

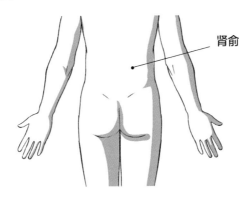

归来：属胃经，在下腹部，当脐中下4寸，距前正中线2寸。此穴特别适用于治疗泌尿生殖系统的障碍。

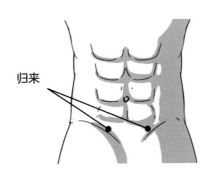

帕金森病患者可以适度地进行居家腧穴按摩，以拇指或示指进行穴位点揉，注意力度适中，每次2～3分钟，每日1～2次。

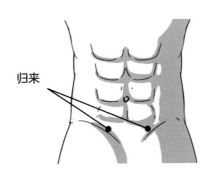

34 从中医来看，帕金森病患者的饮食调摄有哪些？

中医学认为帕金森病患者多为脾虚失运，气虚阳虚，因此饮食上要注意以下方面。

少食生冷食物，帕金森病患者多为脾阳肾阳不足，患者常出现上热下寒，手足寒冷，因此要减少生冷饮食。如温度较低的冷饮、冰糕、冰镇啤酒等，若进食过多，则易伤脾阳，加重病情。

帕金森病患者多脾胃虚弱，要注意少食肥腻食物，患者应避免摄入味厚滋腻的食物，如肥肉、油煎油炸食品等。这些食物的性质偏向滋腻，会使脾气运化功能受阻，不利于病情的恢复，导致病情加重。

帕金森病多伴有自主神经功能损害，患者容易便秘，要多吃粗纤维食物，如芹菜、全麦、糙米、燕麦、玉米等，也可进食西瓜、香蕉等有通便功效的水果。

此外，多巴类药物要空腹服用，鸡蛋、肉等高蛋白食物宜晚上吃，以免影响药物疗效，这也是帕金森病的预防方法之一。同时患有糖尿病、高血压、高脂血症的帕金森病患者要有针对性地选择限制糖或脂肪的饮食。

35 帕金森病患者春季养生调摄需要注意什么？

中医学认为春季之气要升发舒畅，春应于肝，要节制和宣达春阳之气。帕金森病患者多肝气郁滞或肝风内动，因此在春季的养生尤为重要，要重视春季养肝，调畅气机。帕金森病患者在春季要注意以下几个方面。

春应于肝，主疏泄，帕金森病患者要保持精神愉快，气血调畅，以使一身之阳气适应春气之萌生、勃发的自然规律。要晚睡早起，多室外活动，舒展形体。

注意防风御寒，衣着方面既要宽松舒适，又要柔软保暖，以助阳气生发。饮食宜选辛、甘、温之品，忌酸涩；宜清淡可口，忌油腻生冷之物；多食新鲜蔬菜，如韭菜、葱、蒜、大枣等。

天暖时要多选择户外活动，但不宜剧烈运动，可散步、郊游、放风筝等等。室内要常开窗，使室内空气流通。

36 帕金森病患者夏季养生调摄需要注意什么？

帕金森病患者多汗易虚，出汗后常觉身体乏力，且在夏季多日间嗜睡，夜间出现睡眠困难，因此夏季的养生也非常重要。

中医学认为夏季阳气最盛，是万物繁荣秀丽的季节，人体阳气外发，伏阴在内，君火当令，暖热之气盛。帕金森病患者要注意以下几个方面。

夏季人体腠理开泄，汗液外泄，心气最易耗伤，帕金森病患者天热时要减少外出，防止大汗，宜神清气和，快乐欢畅，胸怀宽阔，使心神得养。

晚睡早起，顺应自然，保养阳气，要适当午睡，以保持充沛的精力为主，衣服要薄一些，防止汗出过多，衣服要勤洗勤换。

帕金森病患者的消化功能较弱，要注意饮食宜清热消暑，健脾益气，夏季少喝冷饮，可适度食用西瓜、绿豆汤、赤小豆汤等清暑热食物，但切忌因贪凉而暴吃冷饮，生冷瓜果等。

夏季湿热之邪当令，帕金森病患者要做到劳逸结合，防止在烈日下过度暴晒；居室环境宜通风凉爽；可进行太极拳、太极剑、散步、游泳等运动。

37 帕金森病患者秋季养生调摄需要注意什么？

中医学认为燥是秋季的主气，秋燥容易伤肺，秋天阴气上升，代谢不旺盛，毒素易储存。帕金森病患者脾虚失运，易气阴两虚，因此秋季要注意护肺养阴。

帕金森病患者秋季应做到早睡早起，天气变冷时要注意添加衣物，防止因受凉而伤及肺部。调畅情志，保持内心宁静，情绪乐观，多外出活动，避免悲伤情绪。

帕金森病患者秋季宜多吃酸性食物以养肺，如苹果、橘子、猕猴桃、白萝卜、白梨等，可以适量增加银耳、豆腐、百合、蜂蜜、糯米、粳米等食物，有润肺作用。

38 帕金森病患者冬季养生调摄需要注意什么？

帕金森病患者多见脾肾阳虚，很多患者会在冬季出现病情加重，因此冬季养生最为重要。

中医学认为冬季阴气盛极，万物收藏，帕金森病患者在冬季必须避寒就温，天气寒冷时减少外出，敛阳护阴。更要减少进食生冷食物，防止脾阳受损；在情志方面要调养心志，防止生气着急，要保养精神，多活动，消除冬季烦闷；睡眠要早睡晚起，户外阳光明媚，温度适宜时可外出活动，以养阳气。保持室内温暖，避免严寒侵袭。

39 帕金森病患者食欲差，可以应用哪些中药？

　　帕金森病患者经常感觉没有食欲，甚至很多患者出现体重下降，中医学认为这与患者的脾虚、饮食积滞有关系，采用中医治疗，可服用健脾益气类的中成药，同时要注意服用消食化滞类的中药。健脾益气类中成药，如健脾益气颗粒，归脾丸等；消食化滞类中药如山楂、麦芽、神曲、鸡内金、莱菔子等，或者加用中成药保和丸、枳实导滞丸等。如果帕金森病患者出现紧张、焦虑等情绪，可能会导致食欲下降、食不下咽等情况，这时要加用疏肝理气类中药，如柴胡疏肝散、加味逍遥丸等改善患者病情。

40 帕金森病患者感觉肚子胀，可以应用哪些中成药？

　　帕金森病患者由于出现胃肠神经元变性，很容易出现胃肠功能障碍，患者胃肠动力减弱，容易出现腹胀，特别是在进食后更宜腹胀,这与帕金森病患者脾虚相关，因此在治疗时多采用健脾益气理气类中药，如补中益气丸，功效为补气养血；用于颤拘病属中气亏虚；参苓白术散，为补脾胃、益肺气的传统中成药，用于帕金森病脾胃虚弱，食少便溏，气短咳嗽，肢倦乏力的治疗；枳术丸，具有健脾消食，行气化湿的功效，主要用于治疗帕金森病患者出现脾虚气滞，脘腹痞闷，食欲不振，大便溏软症状。

41 帕金森病患者有便秘，可以吃中药吗？

帕金森病，除了震颤、肌肉僵硬、运动缓慢和平衡障碍等运动症状外，还有很多非运动症状，其中便秘就是一个常见问题，这可能是由于疾病对患者肠道自主神经系统的影响。帕金森病可能导致肠道运动减缓，食物在消化系统中移动的速度变慢，从而引起便秘。此外，许多帕金森病患者可能因为运动障碍而减少体力活动，这也可能加剧便秘问题。便秘有可能会影响患者食欲和营养吸收，增加其焦虑和抑郁情绪，更有可能影响药物吸收，进而影响帕金森病的治疗效果。

一般来说，管理帕金森病患者便秘的方法通常包括生活方式的调整和药物治疗，如饮食调整，建议患者增加膳食纤维（水果、蔬菜等）的摄入；保持足够的水分摄入，帮助软化大便；根据个人的运动能力进行适量的体育活动，帮助刺激肠道运动；建立规律的排便习惯。对于一些便秘严重的患者，可能需要使用特定药物来帮助调节肠道功能，中药就是很不错的选择之一，常用的药物包括肉苁蓉、何首乌、麻子仁、枳实等，上述药物临床多用于汤药复方制剂中，一定要在医生的指导下使用。

42 扎针灸、做穴位按摩可以缓解帕金森病患者便秘吗？

针灸是中医的一个重要治疗手段，它通过刺激体内特定的穴位来调节身体的功能。一般来说，针灸可以缓解多数帕金森病患者的便秘症状，该疗法主要通过调节交感神经和副交感神经的平衡，改善肠道的血液循环和肠道运动功能，从而起到缓解便秘的作用。以下是几个常用的穴位。

大肠俞：归足太阳膀胱经。位于腰部，当第 4 腰椎棘突下，旁开 1.5 寸。该穴对大肠的调节作用明显，可以用来治疗便秘。

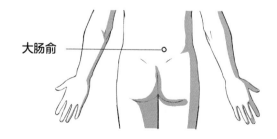

大肠俞

天枢：属足阳明胃经。位于腹部，横平脐中，前正中线旁开2寸，该穴是调节肠胃运动的重要穴位，有助于缓解便秘。

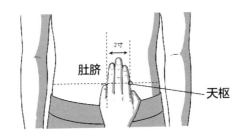

足三里：属足阳明胃经，位于小腿外侧，犊鼻下3寸，犊鼻与解溪连线上。该穴可以增强整个身体的元气，改善胃肠功能，促进排便。

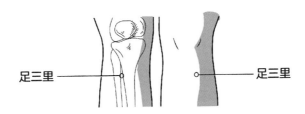

帕金森病患者可以在家适度地进行上述穴位按摩，以拇指或示指进行穴位点揉，注意力度适中，每次2~3分钟，每日1~2次。

43 中医如何认识帕金森病患者的睡眠起居？

帕金森病患者由于自主神经功能损伤，多出现肝气郁滞、心气不足的表现，容易出现睡眠障碍，因此在日常生活中一定要注意睡眠起居的调适。

保持合理睡眠节律，少熬夜。帕金森病患者要合理安排起居作息时间，妥善处理生活细节，保持良好的生活习惯，建立符合自身生物节律的活动规律，以保证身心健康，如睡觉、起床时间要规律，夜间减少起床活动。

减少白天过多睡眠。帕金森病患者由于睡眠觉醒周期障碍，常常出现日间嗜睡、夜间入睡困难的睡眠节律问题，因此要减少白天的睡眠时间，保证夜间的充足睡眠，如日间出现嗜睡，可适度外出活动，增加运动。

44 帕金森病患者白天犯困，晚上睡觉时喊叫，可以吃中药吗？

帕金森病患者常常遇到睡眠问题，这些问题包括入睡困难、睡眠中断、白天犯困以及快速眼动睡眠行为障碍，后者可能导致患者在深睡眠期间喊叫甚至做出梦游等物理动作。这些睡眠问题不仅影响患者的生活质量，还可能加重帕金森病的其他症状。

中医治疗帕金森病引起的睡眠障碍，通常采取调和内脏功能，平衡阴阳，补益肝肾，养心安神的方法。以下是中医常用于治疗睡眠障碍的中药，它们对改善帕金森病患者的睡眠质量有所帮助。

酸枣仁：具有养心安神的功效，用于因心肝血虚、心神不安引起的失眠。

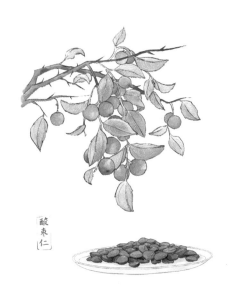

酸枣仁彩图见第 203 页

夜交藤：能够安神益智，清心除烦，用于失眠、多梦、心悸怔忡等症状。

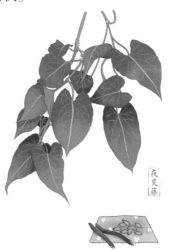

夜交藤彩图见第 204 页

龙骨和牡蛎：这两种药物通常联用，具有镇静安神的作用，用于因心神不宁、惊悸失眠等症状。

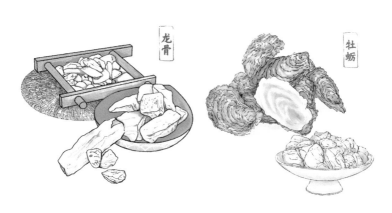

龙骨彩图见第 205 页　　　牡蛎彩图见第 206 页

柏子仁：具有养心安神，润肠通便的功效，用于因心肾不交引起的失眠症。

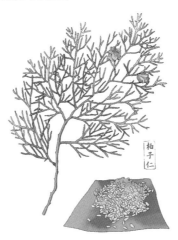

柏子仁彩图见第 207 页

远志：能够安神益智，开窍醒脑，用于因心脾两虚引起的失眠、健忘。

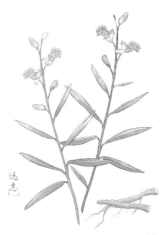

远志彩图见第 208 页

茯苓：具有健脾利湿、安神的功效，用于因脾虚湿阻、思虑过度引起的失眠。

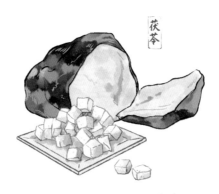

茯苓彩图见第 209 页

合欢皮：用于安神，缓解焦虑和压力，有助于改善睡眠质量。

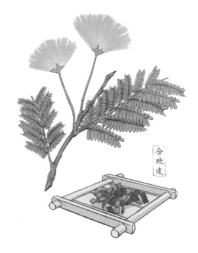

合欢皮彩图见第 195 页

在尝试任何中药治疗之前，最好先咨询经验丰富的中医师，以确保用药安全和效果。此外，考虑到帕金森病的复杂性，中药治疗应与西医治疗相结合，以实现最佳的治疗疗效。

45 帕金森病患者白天犯困，晚上睡觉时喊叫，可以扎针灸、做穴位按摩吗？

对于帕金森病患者的睡眠障碍，针灸是一种值得推荐的治疗方式，可以帮助调节神经系统，缓解症状。以下是一些针对睡眠障碍，也是帕金森病患者常用的针灸穴位。

神门：位于手腕掌侧，腕横纹处，小指侧腕横纹上1寸，此穴用于心神不宁、失眠等症状。

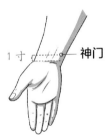

百会：位于头顶正中线，两耳尖连线的中点，可以调和全身气血，对于改善睡眠有好处。

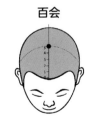

太溪：位于足内侧，当内踝尖后方凹陷中，用于肾虚引起的失眠、多梦等症状。

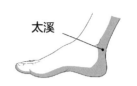

三阴交：位于小腿内侧，当内踝尖上3寸，胫骨内侧边缘后。此穴可以调节帕金森病患者的内分泌系统，帮助患者改善睡眠障碍。

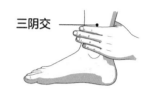

心俞：位于背部，当第5胸椎棘突下，旁开1.5寸。用于缓解心神不安，改善睡眠。

脾俞：位于背部，当第11胸椎棘突下，旁开1.5寸。可以加强脾胃功能，帮助改善由脾胃不和引起的失眠问题。

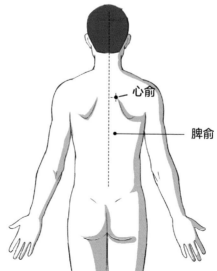

46 帕金森病患者夜尿多，是肾虚表现吗？

帕金森病患者常出现排尿不畅，每天晚上要多次起夜，中医学认为这与肾气虚、肾阳虚相关。

中医学认为，肾阳虚患者通常会出现夜间尿频的症状，同时伴随肢体不温、怕冷、乏力等多种不适症状。中医学认为肾阳为身体阳气之本，肾脏阳气不足会导致机体推动激发脏腑的各种生理机能、温煦全身脏腑形体官窍、促进精血津液化生以及运行输布功能有所减退，从而导致患者出现虚寒内生的病理变化。由于肾脏阳气虚弱，引起膀胱的气化功能减退，从而出现夜尿增多等尿频症状。此类患者在日常生活中可以多进食补肾阳的食物，如韭菜、桂圆、肉苁蓉等，也可使用中成药物进行治疗，如金匮肾气丸、右归丸、附子理中丸等。如果症状严重，建议及时去医院中医肾内科就诊，通过问诊、切诊、望诊等明确病情。

47 中医如何认识帕金森病患者经常多汗？

中医学认为人体汗出过多大部分是气虚阴虚或湿热引起的，帕金森病患者由于脾虚气虚，或脾虚痰湿内生出现湿热，因此常见汗出过多的表现，应根据引起的原因对症治疗。

气虚不固：帕金森病患者由于脾虚、饮食不化，常出现气虚证，气虚的患者由于气的固摄功能减弱，导致津液外泄，从而出现自汗的情况，即稍微一活动就会出汗。

气血不足：帕金森病患者久病后，由于气虚脾虚会出现气血不足，也会出现精神萎靡、疲倦无力、心悸气短、失眠多梦等症状，还可能会出现自汗的情况。

湿热内蕴：帕金森病患者由于脾虚运化不利，会出现痰湿内生，久则出现湿热，患者可能会有身体发热、口苦口干、食欲减退、小便短赤等症状，因湿热出现汗出过多，这时的汗会比较黏腻，患者会感觉出汗后皮肤黏腻不爽。

汗出过多的帕金森病患者在日常生活中要注意做好保暖措施，避免着凉，同时要注意休息，避免过度劳累；要清淡饮食，避免食用辛辣等刺激性食物。如果患者出现不适症状，建议及时就医治疗。

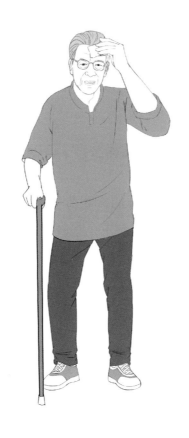

48 帕金森病患者多汗，可以应用哪些中成药？

　　对于气虚不固导致汗出的帕金森病患者可在医生的指导下服用玉屏风散、补中益气丸等药物进行治疗。对于久病气血不足，自汗明显的帕金森病患者，可以在医生的指导下使用八珍丸、归脾丸等药物进行治疗，也可以适当进食红枣、枸杞等食物进行调理。对于帕金森病湿热内蕴患者，可以遵医嘱服用清热祛湿的药物进行治疗，也可以适当进食苦瓜、冬瓜等食物进行调理。

49 帕金森病患者多汗，可以扎针灸吗？

针灸对于帕金森病汗出异常患者有很好的治疗效果，我们常采用我科室王乐亭教授"五脏俞＋膈俞"的方法进行治疗，取穴：心俞、脾俞、肝俞、肺俞、肾俞、膈俞，采用毫针刺法或火针点刺进行治疗。

50 帕金森病患者总是感到疲劳，中医怎么治？

慢性疲劳是帕金森病患者常见的非运动症状，患者感觉全身乏力，不想活动。一方面这与帕金森病患者肌肉张力明显增高有关，患者全身肌肉僵硬，导致肌肉得不到放松，容易出现全身的疲劳感。另一方面，可能与中枢神经系统递质的紊乱有关。

中医学认为，帕金森病患者的疲劳感与气虚脾虚相关，气虚时就会出现肢体沉重、神情倦怠、少气懒言等征象，帕金森病患者疲劳的临床症状与气虚的症状表现一致。临床治疗时主要以补益阳气、升发阳气与振奋阳气为基本治疗原则。在基本证候治疗方案基础上加用黄芪、人参、炮天雄、麻黄等药物。以补中益气汤加减为基本方剂。辨证使用中成药：参芪扶正注射液、参附注射液等。

51 帕金森病患者出现身体各部位疼痛，中医怎么治？

84%的帕金森病患者存在身体部位疼痛问题，目前帕金森病疼痛并没有得到充分的认识和治疗，针对帕金森病疼痛的诊断至今没有统一的标准，患者在就诊时难以准确描述自身的疼痛感受，因此，帕金森病疼痛症状在诊治上经常被忽略，但是这种症状往往会导致患者的生活质量下降，所以应高度关注患者的疼痛症状，及时干预以提高患者的生活质量。

中医学认为，帕金森病患者大多由于经络不通或阳气不足出现疼痛症状，以不通则痛、不荣则痛为基本病机。在基本证候治疗方案基础上加用延胡索、威灵仙、制川乌等药物。下半身或下肢痛给予当归四逆汤或独活寄生汤加减，上半身痛或上肢痛给予葛根汤或桂枝加葛根汤加减，也可以应用针灸疗法进行治疗，电针疗法对帕金森病疼痛的治疗也有非常好的效果。

52 帕金森病患者经常流口水，中医怎么治？

流涎症是帕金森病患者的非运动症状，帕金森病患者流涎可能与吞咽困难、吞咽频率减少、吞咽效率降低及无意识张口等因素有关，而非唾液分泌增加。帕金森病流涎按中医"痰饮病"论治，以温药和之为总则，中医学也认为帕金森病流涎与其脾虚相关。在基本证候治疗方案基础上加用温阳化饮药，如干姜、肉桂、茯苓、白术等。以甘草干姜汤、理中汤、小青龙汤、苓桂术甘汤加减为主。针灸疗法对于帕金森病流涎也有很好的治疗效果，常用穴位有承浆、内关、合谷、足三里、阴陵泉、通里、照海等。

53 帕金森病患者可以自己在家做艾灸吗?

中医学认为帕金森病患者多见脾阳虚、肾阳虚，因此艾灸为中医治疗帕金森病很好的治疗方法，针对脾阳虚患者，可以在家中应用艾灸盒，灸神阙、气海穴位，有很好的补气健脾效果。

神阙，又称脐中、气舍、气合，属任脉，在脐中部，脐中央。气海，别名脖胦、下肓、下气海，属任脉，肓之原穴，在下腹部，前正中线上，当脐中下 1.5 寸。其功效是促进患者胃肠蠕动，起到健运脾阳的效果。可以采用隔姜灸，即在穴位上放上一片生姜，隔姜进行艾灸，有助于体内寒气的散发，有更好的温阳作用，每日艾灸1 次，每次 20 ~ 30 分钟。

针对肾阳虚衰的患者，可以采用艾灸命门、腰阳关的方法，命门在脊柱区，第 2 腰椎棘突下凹陷中，属督脉。腰阳关别名脊阳关，背阳关，属督脉，在腰部，当后正中线上，第 4 腰椎棘突下凹陷中。两个穴位都有很好的温肾阳作用，应用艾灸可以更好地提升人体阳气，对于帕金森病夜尿多且血压不稳的患者有很好的治疗效果。

54 帕金森病患者出现颈部前屈（驼背），中医怎么治？

　　帕金森病患者在中后期常出现颈部前屈，这与患者后背肌张力增高和服用药物有关系。中医学认为头者精明之府，《黄帝内经》称"头倾视深，精神将夺矣"，体现出当人体出现骨骼变形及躯干前屈则邪气已深入脏腑，将影响人体精神，这与肾精虚衰相关，因此可以采用中医的方法温肾通督，如服用中成药（如金匮肾气丸、右归丸等）；采用火针方法，取督脉穴位进行循经点刺治疗该类症状，也有很好的治疗效果。

第二章

帕金森病的
西医认识

帕金森病有哪些不同阶段?

帕金森病主要分为前驱期（临床前阶段）和临床阶段。

前驱期主要以便秘、抑郁、快速眼动睡眠行为障碍、嗅觉减退等为主要特征。

临床阶段主要表现为运动症状，疾病后期也可出现认知功能减退、直立性低血压等非运动症状。在临床阶段，患者通常表现为一侧单个肢体首先起病（如一侧上肢），之后进展至同侧下肢、对侧上肢、对侧下肢，呈"N"字形进展。随着疾病进展，患者会出现中轴部位的姿势、平衡和步态障碍，在疾病的中、晚期，患者会逐渐丧失独立行走能力，需要应用拐棍、助步器、轮椅等下地活动，随着疾病进一步加重，患者最终会出现卧床不起，日常生活需要他人照料等情况。

02 帕金森病的遗传背景有多大影响?

遗传因素在帕金森病的发病机制中起重要作用，尤其是在50岁之前发病的早发型帕金森病患者。5% ~ 10%的帕金森病是遗传性帕金森病，目前已发现20多种基因为帕金森病的致病基因，这些基因多为常染色体显性或常染色体隐性遗传的方式，比较常见的基因包括PRKN、LRRK2、PINK、DJ1。另有部分基因被认为是帕金森病的风险基因，如 GBA 基因。

03 为什么早期诊断帕金森病很重要？

　　帕金森病的早期诊断是为了早期治疗。目前，尽管帕金森病尚不能根治，但是疾病早期（尤其是发病 5 年内）患者对抗帕金森的药物治疗反应是非常好的，称为治疗的"蜜月期"，在这一阶段规范治疗的患者，其日常生活基本不受影响。随着疾病不断进展，患者对药物的反应会出现减退的情况，即使在这个阶段开始进行规范的药物治疗，患者的日常生活、行为能力等也可能不会得到显著改善。因此，目前无论是国际还是国内的帕金森病诊治指南，均推荐帕金森病一经诊断即开始治疗，不建议推迟治疗。

04 血液检查能诊断帕金森病吗？

　　目前帕金森病的诊断主要是依据临床表现，尚无确切的方法来证实血液检查能诊断帕金森病。

05 药物治疗是如何作用于帕金森病患者的？

　　帕金森病患者由于存在脑内黑质多巴胺神经元的坏死丢失，会出现脑内多巴胺能神经递质的减少，以及胆碱能功能的相对亢进，因此目前针对帕金森病的药物治疗，主要是通过外源性增加多巴胺前体药物—左旋多巴制剂、增加多巴胺神经递质与受体结合产生生理效应、减少左旋多巴或多巴胺的代谢、抑制相对亢进的胆碱能递质等方式来产生治疗作用的。

06 左旋多巴治疗帕金森病的原理是什么？

帕金森病患者存在脑内多巴胺能神经递质的减少，因此补充外源性多巴胺能递质可极大改善帕金森病患者的临床症状，但是由于外源性多巴胺不能透过血－脑屏障进入脑内产生治疗作用，而多巴胺的前体左旋多巴可以透过血－脑屏障。外源性左旋多巴通过血－脑屏障进入脑内后，会在多巴脱羧酶的作用下转化为多巴胺，进而产生治疗作用。

07 长期使用左旋多巴有哪些潜在的不良反应？

长期使用左旋多巴制剂的潜在不良反应主要是运动并发症的发生。左旋多巴制剂进入脑内后对突触后膜产生"脉冲样"刺激，随着帕金森病的逐渐进展，这种脉冲样刺激会带来运动并发症的发生，主要包括症状波动和异动症，症状波动又包括剂末现象、开关现象。剂末现象是指在一些患者中，左旋多巴每次一片的疗效持续时间开始缩短，症状在下一次用药时间之前就会再次出现（"疗效减退现象"）。异动症是中、晚期帕金森病患者严重的运动并发症，患者通常表现为发作性的、无规律的舞蹈样、肌张力障碍样动作或姿势障碍，主要发生在面部、下颌、颈部、肢体等部位。其中一部分患者在服用左旋多巴制剂后 1 ~ 2 小时即药效较好时出现，称为剂峰异动症。还有一部分患者在服药后药效刚开始起效或药效即将消失时出现异动症，而在药效最好的时间段不出现异动症，称为双相异动症。

08　什么是药物"开关"现象？

　　"开关"现象是指帕金森病患者长期应用左旋多巴类药物后出现的药效波动现象，是帕金森病患者运动并发症中的一种。"关"主要表现为突然出现肢体僵直，运动不能，就像断电一样，如在走路时突然迈不开步子，好像脚上戴了脚镣铅锤，举步维艰。"开"时尽管未加用任何相关治疗，而突然活动正常，肢体僵硬消失，可以自如活动。与剂末现象不同的是，"开关"现象常突然发生，难以预测，而剂末现象通常在药物浓度明显减退的时间段发生，在服用下一次药物后症状能有所改善。

09 美多芭和息宁一样吗？

国内上市的美多芭是多巴丝肼（左旋多巴＋苄丝肼）标准片，息宁是卡左双多巴（左旋多巴＋卡比多巴）缓释片。两种药物都属于复方左旋多巴，主要成分都是左旋多巴，两者脱羧酶抑制剂不同，前者是苄丝肼，后者是卡比多巴。两种药物的剂型也不同，美多芭起效相对快，维持时间短；息宁起效慢，但维持时间长，临床医生根据需要选择适当剂型、适当药物组合，来达到更理想的治疗效果。

10 多巴胺受体激动剂如何作用于帕金森病患者？

多巴胺受体激动剂可以选择性地兴奋多巴胺受体，提高多巴胺能刺激，从而治疗帕金森病。复方左旋多巴是治疗帕金森病最有效的药物，但是长期和（或）大量使用复方左旋多巴，容易出现剂末现象、"开关"现象、异动症等运动并发症。

多巴胺受体激动剂可以单独使用治疗帕金森病，也可以联合复方左旋多巴，增强复方左旋多巴疗效，减少左旋多巴血药浓度波动，延缓及减少运动并发症的发生。多巴胺受体激动剂还可以治疗不宁腿综合征。因安全性问题，目前临床广泛使用的是麦角类多巴胺受体激动剂。

使用当中需要注意胃肠道症状、嗜睡、精神症状、体位性低血压、冲动控制障碍等不良反应。

11 MAO-B 抑制剂和 COMT 抑制剂在治疗帕金森病中的作用是什么?

MAO-B 抑制剂是选择性抑制单胺氧化酶 B 的药物，既可以单独用于早期帕金森病患者，也可以联合复方左旋多巴，增强复方左旋多巴疗效，减少左旋多巴血药浓度波动，延缓及减少运动并发症的发生，减轻抑郁症状。MAO-B 抑制剂中的雷沙吉兰可能具有神经保护和疾病修饰作用，未来还需要进一步研究。需要注意 MAO-B 抑制剂与 SSRI 类、SNRI 类抗抑郁剂之间的相互作用。COMT 抑制剂的作用机制主要是通过抑制 COMT 的活性，既可以减少左旋多巴在进入中枢神经系统之前的降解，也可以减少突触间隙内多巴胺的降解，从而增强复方左旋多巴的疗效，减少症状波动。值得注意的是，COMT抑制剂需要和复方左旋多巴联合使用，单独使用无效。

12 苯海索和金刚烷胺如何作用于帕金森病患者?

苯海索既可以部分阻断中枢神经系统胆碱受体，抑制乙酰胆碱兴奋作用，也可以抑制多巴胺再摄取，有效改善震颤，对无震颤的帕金森病患者不推荐应用。因为长期应用苯海索可能导致认知功能下降，所以需要定期筛查认知功能，一旦发现认知功能下降则应停用。对60岁以上患者尽可能不用或少用。

金刚烷胺治疗帕金森病患者的作用机制目前尚不完全清楚，可能是促进内源性多巴胺的释放，抑制多巴胺的再摄取，从而增加突触间隙的多巴胺含量，有助于减轻帕金森病患者的运动症状。金刚烷胺也可以用于减轻患者异动症。

这两种药物不良反应相对较多，尤其对于老年人，使用药物时需要引起注意。

13 治疗帕金森病为什么需要多种药物联合使用？

前面阐述了各种抗帕金森病药物的作用机制，不同种类的抗帕金森病药物有各自的特性和优缺点，临床医生根据实际需求，参考循证医学证据，结合个体化考量以及临床实践经验，选择多种抗帕金森病药物组合，达到优化左旋多巴疗效的目的，实现持续多巴胺能刺激的理念，尽量维持脑内多巴胺浓度稳定，减少并推迟运动并发症出现，减少药物不良反应，使患者得到更好、更持久的获益。

14 何时考虑进行帕金森病患者脑深部电刺激治疗？

诊断明确的帕金森病患者，早期对药物治疗效果显著，但随着疾病的进展，药物疗效明显减退，或并发严重的症状波动或异动症，这时可以考虑脑深部电刺激治疗，需要进行规范的术前评估。

15 脑深部电刺激治疗的风险和好处有哪些？

脑深部电刺激治疗的风险主要包括手术并发症、硬件相关并发症、刺激相关并发症。

脑深部电刺激治疗的好处是不仅对震颤、强直、运动迟缓和异动症均有显著疗效，而且相对无创、安全、可调控。但是对中轴症状，如严重的语言吞咽障碍、步态平衡障碍疗效不显著，或无效，对一些非运动症状，如认知障碍无明显疗效，甚至有可能恶化。需要强调的是，手术不能根治帕金森病，术后仍需要服用抗帕金森病药物，但是术后可以减少药物剂量，同时需对患者优化程控，适时调整刺激参数。手术必须严格掌握适应证，排除禁忌证。

16 除了脑深部电刺激，还有哪些外科治疗方法？

除了脑深部电刺激，还有神经核毁损术，但是前者因为相对无创、安全和可调控性成为目前的主要手术选择，而后者只能治疗单侧病变、不可逆转，目前临床使用较少。另外，干细胞治疗、基因治疗进入临床研究阶段，有望减缓、终止、逆转疾病进展，甚至治愈帕金森病，未来前景可期。

17 脑深部电刺激手术（DBS手术）的效果主要取决于哪三个方面？

术前准确评估。对于诊断明确的原发性帕金森病患者，在合适的时机进行DBS手术，这是最重要的前提。任何一位手术患者都要经过严格规范的术前评估。

术中精准植入。帕金森病脑深部电刺激手术步骤繁多，要保证每个细节的规范，把可能的误差降到最小，将刺激电极精准植入目标靶点，这是手术成功最重要的保障。

术后精细调控。术后需要配合药物治疗，对脉冲发射器的参数进行精细调控，才能最大限度地发挥刺激效果。

18 干细胞治疗在帕金森病治疗中的前景如何?

干细胞具有自我更新和多向分化的潜能,干细胞被移植到帕金森病患者脑内,进一步整合到患者的大脑神经网络中,分化成多巴胺能神经元,分泌多巴胺,实现帕金森病患者运动功能的恢复,被认为是能够治愈帕金森病最有前景的治疗策略之一。目前干细胞治疗帕金森病在全球已经有多项注册临床研究,众多研究团队尝试多种来源细胞进行移植。临床研究中用于帕金森病治疗的干细胞主要有胚胎干细胞、间充质干细胞和诱导多能干细胞。研究表明,应用诱导多能干细胞治疗帕金森病是最有前景的方法之一。

19 基因治疗在帕金森病治疗中的可能性有哪些?

帕金森病是一种神经退行性疾病,目前临床主要依靠多巴胺能药物替代及脑深部电刺激等方法治疗,但都不能阻断疾病进展。随着人们对帕金森病病理机制认识的不断深入,帕金森病基因治疗日益受到重视,国际上有多项基因治疗药物的临床研究。从目前研究结果来看,基因治疗不同程度地改善了帕金森病患者的临床症状，但疗效持续时间不足，还有药物不良反应以及手术相关并发症等问题仍有待解决。随着研究进一步深化，载体不断优化，基因治疗未来可能减缓、终止甚至逆转疾病的进展。

20 帕金森病患者出现幻觉和妄想怎么办？

首先要鉴别幻觉、妄想是帕金森病进展导致、其他疾病导致，还是抗帕金森病药物的不良反应导致。如果考虑抗帕金森病药物诱发精神症状，需要根据诱发概率依次逐渐减量或停用下列抗帕金森病药物：抗胆碱能药物、金刚烷胺、MAO-B 抑制剂、多巴胺受体激动剂。若仍有必要，最后减少复方左旋多巴剂量，但要警惕可能加重帕金森病运动症状。如果药物调整效果不理想或不能耐受减停抗帕金森病药物，可给予喹硫平或氯氮平。氯氮平循证医学证据更充分，但因为其安全性问题，临床更常用喹硫平。

21 帕金森病患者出现睡眠问题，西医处理？

对于有明确病因导致睡眠障碍的帕金森病患者，首先针对病因进行治疗，调整相关药物使用剂量和时间、改善夜间运动症状（优化帕金森病的药物治疗）、治疗焦虑抑郁等。非药物治疗，如认知行为治疗、适度的体育锻炼、强光治疗、重复经颅磁刺激等，都有证据推荐。对于快速眼动睡眠行为障碍、不宁腿综合征、睡眠呼吸障碍、原发性失眠等给予针对性治疗，提高患者的生活质量，减少伤害。

22 认知障碍和帕金森病有什么关联？

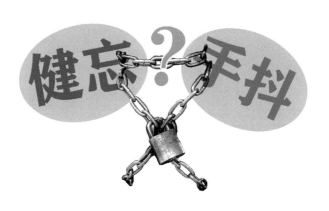

25% ~ 30% 的帕金森病患者伴有痴呆或认知障碍，但帕金森病性痴呆一般出现相对较晚。帕金森病患者出现认知障碍后需要进行相关检查，排除路易体痴呆等帕金森叠加综合征及其他疾病导致的认知障碍。还需要排除可能影响认知的抗帕金森病药物，如抗胆碱能药物苯海索。排除这些原因后，可以应用抗胆碱酯酶抑制剂治疗。

23 如何监测帕金森病患者在药物治疗中的病情变化？

帕金森病患者随着病情进展，可能逐渐出现运动并发症以及影响日常生活的多种非运动症状。患者和家属需要注意有无症状波动或异动，如有无幻觉、冲动行为、认知功能下降、睡眠障碍、顽固性便秘、直立性头晕、排尿障碍等，及时向医生反馈，进一步诊治，适当调整治疗方案。

24 康复和运动疗法，对帕金森病患者有什么影响？

康复与运动疗法对帕金森病运动和非运动症状的改善乃至对延缓病程的进展，可能都有一定的帮助，尤其是帕金森病患者药物疗效不佳的步态、姿势平衡、语言、吞咽障碍等症状，康复与运动疗法有一定的效果。康复治疗建议应用于帕金森病患者的全病程，需要专业指导，制订个体化和适应性康复及运动训练计划，确保长期依从性。这里需要特别注意的是，进行康复和运动治疗时，安全是第一位的。

25 人工智能和移动技术在帕金森病管理方面有哪些作用？

远程医疗使就诊更便捷；可穿戴设备能够对患者全天症状进行客观评估与监测，可作为辅助治疗手段改善患者的日常活动；智能手机应用有助于患者信息的收集、病情评估及患者教育；虚拟现实技术可用于康复训练。这些技术在帕金森病中具有应用前景，虽存在局限性，但对帕金森病管理有一定价值。

26 如何管理帕金森病患者的情绪和心理健康？

抑郁是帕金森病患者最常见的精神障碍之一，应积极治疗，可选用抗抑郁药物（如 SSRI、SNRI 等）和认知行为方法治疗。医生要警惕患者自杀风险。

使用 SSRI 类药物要注意可能加重肌张力障碍、静坐不能、震颤等运动症状，以及不宁腿综合征、快速眼动睡眠行为障碍等睡眠障碍。谨慎联用 MAO-B 抑制剂，防范 5- 羟色胺综合征。

除了药物治疗外，认知行为治疗、经颅磁刺激、体育锻炼、瑜伽、正念冥想等非药物疗法对抑郁的患者也有帮助。

对于情感淡漠或意志缺乏的患者，可试用胆碱酯酶抑制剂。接受脑深部电刺激者要警惕情感淡漠加重。

帕金森病患者焦虑发生率超 1/3，部分与多巴胺能药物"疗效减退"有关。治疗可选用 SSRI、SNRI 等抗抑郁药，也可进行心理治疗。

27 如何处理帕金森病患者的自主神经功能障碍？

最常见的自主神经功能障碍包括便秘、泌尿障碍和体位性低血压等。对于便秘患者，需要摄入足够的液体、水果、蔬菜、纤维素或其他温和的导泻药，如乳果糖、龙荟丸、大黄片等改善便秘；也可加用胃蠕动药，如多潘立酮、莫沙必利等；以及增加运动。需要停用抗胆碱能药。

对于尿频、尿急和急迫性尿失禁的治疗，可采用外周抗胆碱能药，如奥昔布宁、溴丙胺太林、托特罗定和莨菪碱等；对逼尿肌无反射者则给予胆碱能制剂（但需慎用，因为会加重帕金森病患者的运动症状）；若出现尿潴留，应采取间歇性清洁导尿，若由前列腺增生肥大引起，必要时可行手术治疗。

体位性低血压患者应增加盐和水的摄入量；睡眠时抬高头位，不要平卧；可穿弹力裤；不要快速地从卧位或坐位起立；首选 α-肾上腺素能激动剂米多君治疗，且最有效；也可使用屈昔多巴和选择性外周多巴胺受体拮抗剂多潘立酮。

28 帕金森病患者出现疼痛，西医如何治疗？

40% ～ 85% 的帕金森病患者伴随疼痛，疼痛的临床表现和潜在病因各不相同。其中，肌肉骨骼疼痛被认为是最常见的表现，疼痛可以是疾病本身引起，也可以是伴随骨关节病变所致。

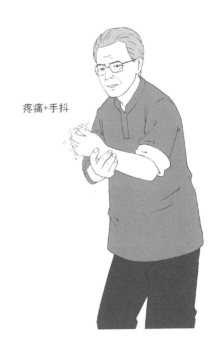

疼痛+手抖

疼痛治疗的第一步是优化多巴胺能药

物。特别是症状波动性的疼痛，如果抗帕金森病药物治疗在"开"期疼痛或麻木减轻或消失，"关"期复现，则提示由帕金森病所致，可以调整多巴胺能药物治疗以延长"开"期，约30%的患者经多巴胺能药物治疗后可缓解疼痛。

反之，则由其他共病或原因引起，可以予以相应的治疗，如非阿片类（对乙酰氨基酚和非甾体抗炎药）和阿片类镇痛剂（盐酸羟考酮缓释片）、抗惊厥药（普瑞巴林和加巴喷丁）和抗抑郁药（度洛西汀）。通常采用非阿片类和阿片类镇痛剂治疗肌肉骨骼疼痛，抗惊厥药和抗抑郁药治疗神经痛。

29 西医非药物治疗在帕金森病管理中的角色是什么？

非药物治疗是帕金森病管理的重要组成部分，需要与药物治疗相结合，个体化、动态化地制订方案，多学科协作，才能取得最佳的综合治疗效果，提高患者生活质量。非药物治疗包括以下措施。

（1）手术治疗

随着疾病进展，药物疗效减退或出现严重波动和异动症时，可考虑手术治疗。主要包括神经核毁损术和脑深部电刺激，目前以脑深部电刺激为主。

脑深部电刺激靶点主要为苍白球内侧段和丘脑底核，对震颤、强直、运动迟缓和异动症有效，但对轴性症状和非运动症状效果不佳。

术前左旋多巴敏感性、年龄和病程可作为预后指标。

术后仍需药物治疗和程控优化，且要严格掌握适应证。

（2）康复与运动疗法

对运动和非运动症状改善及延缓病程进展有帮助，建议全病程应用，制订个体化方案，注重长期依从性和安全性。

根据行动障碍选择训练方式，如健步走、太极拳、瑜伽、舞蹈、有氧运动、抗阻训练等。

物理与运动治疗、作业治疗、言语和语言治疗、吞咽治疗有循证证据支持。

（3）心理干预

除药物治疗外，心理干预（如认知训练、认知行为疗法等）也很重要。精神症状的治疗应是药物和心理干预并重。

认知训练可能会改善认知功能障碍，认知行为疗法用于抑郁、冲动控制障碍和失眠。

（4）照料护理

科学护理可辅助控制病情、改善症状、防治并发症，提高患者生活质量。涉及药物、饮食、心理及康复等方面的综合护理。

（5）人工智能及移动技术

远程医疗、可穿戴设备、智能手机应用、虚拟现实技术等在帕金森病管理中具有应用前景。可用于病情监测评估、辅助治疗康复、患者教育等。但仍存在技术局限性，临床应用需评估其有效性和可能问题。

30 心理疗法对帕金森病患者有何帮助？

帕金森病心理和认知方面的问题，如抑郁、焦虑、幻觉、冲动控制障碍、认知功能下降等会严重影响患者的生活质量，加重患者和家属的心理负担。心理疗法作为非药物治疗手段之一，对改善帕金森病患者的心理健康状况大有裨益。具体包括以下几个方面。

改善情绪障碍。 认知行为疗法可以有效改善帕金森病患者的抑郁和焦虑症状，疗效与药物治疗相当。认知行为疗法通过纠正患者的非理性信念和消极思维模式，培养积极乐观的应对态度，帮助患者以健康的方式看待和应对疾病带来的身心困扰。此外，心理动力学治疗、人本主义治疗等其他形式的心理治疗也可以帮助患者疏导负性情绪，增强心理韧性。

控制精神行为症状。 帕金森病患者常出现一些精神行为症状，如幻觉、妄想、冲动控制障碍（如病理性赌博、性欲亢进、暴食等）。对于药物难以控制的精神行为问题，心理行为干预可作为有效的辅助手段。如认知行为疗法可以帮助患者认识和控制冲动行为，学会自我约束和分散注意力的策略。支持性心理治疗可以缓解患者的孤独感和被害妄想，增强现实感。

促进认知功能康复。 随着病程进展，多数帕金森病患者会出现不同程度的认知功能下降，主要表现为执行功能障碍、记忆力减退、视空间功能受损等，严重者可发展为帕金森病痴呆。认知训练是改善帕金森病认知功能的重要手段。认知训练是一种结构化的、以任务为基础的认知康复方法，通过反复练习特定的认知任务（如记忆力、注意力、执行功能等），促进患者认知功能的保留和恢复。认知训练可采用纸笔测验、电脑化认知训练程序等多种形式，难度由易到难递增。坚持长期规律训练，可延缓认知功能的退化。

改善患者 - 照料者关系。 帕金森病不仅给患者带来痛苦，也给照料者带来沉重的身心负担。照料者的情绪状态、应对方式会直接影响患者的病情控制和生活质量。家庭治疗、夫妻治疗等形式的心理治疗，可以改善患者与照料者的沟通，增进相互之间的理解，形成良性互动。

指导照料者掌握护理技能，调整心态，学会自我照顾。家庭成员的积极参与和支持，是患者战胜疾病的强大动力。

31 为什么帕金森病患者需要定期复查?

帕金森病是一种进行性神经变性疾病，病情会随时间推移而不断变化。定期复查是帕金森病管理的重要环节，对于优化治疗方案、改善预后至关重要。从以下几个方面阐述定期复查的必要性。

监测症状进展。 帕金森病的四大运动症状（静止性震颤、肌强直、运动迟缓、姿势平衡障碍）和各种非运动症状（如自主神经功能紊乱、情绪障碍、认知功能下降等）在不同患者、不同病程阶段的表现差异很大。定期评估有助于客观了解症状的变化趋势，及时发现新出现的症状或现有症状的加重，为调整治疗方案提供依据。

评估治疗效果。 大多数患者需要长期规律服用药物。但药物的疗效会随病程进展而逐渐减弱，同时可能出现如异动症、剂末现象等并发症。定期随访可以评估患者对现有治疗方案的反应，包括症状控制情况、生活质量改善程度、不良反应发生情况等。必要时需调整药物种类、剂量或给药方式，或考虑手术、康复等非药物治疗。

　　评估生活能力。随着疾病进展，帕金森病患者的日常生活能力会逐渐下降，如饮食起居、如厕洗漱、行走、写字等。医生需要定期评估患者的生活自理能力，必要时提供辅助工具、家居改造等建议，指导家属掌握照料技能。作业治疗、物理治疗有助于提高和维持患者的生活能力。

　　进行健康教育。很多患者对疾病缺乏足够的认识，影响治疗依从性和自我管理能力。医生应利用复查机会，向患者及家属普及帕金森病的相关知识，包括发病机制、常见症状、诊断标准、治疗手段、预后、生活保健等。为患者提供规范的饮食、运动、用药指导，帮助患者掌握自我管理技能。鼓励患者积极配合康复治疗，养成良好的生活习惯。

32　如何评估治疗方案的有效性？

　　评估帕金森病治疗方案的有效性需要综合考虑患者的临床表现、日常生活能力、功能状态等多方面因素。从以下几个角度阐述评估治疗有效性的策略和方法。

　　运动症状评估。运动症状是评估帕金森病治疗效果的核心指标。主要采用各种量表进行客观评分，如统一帕金森病评定量表 (UPDRS)、Hoehn-Yahr 症状量表等。

定期使用这些量表，可以动态监测患者的症状变化，判断治疗的有效性。

非运动症状评估。非运动症状，如睡眠障碍、自主神经功能紊乱、情绪障碍、认知功能下降等，对帕金森病患者的生活质量有重要影响。针对不同类型的非运动症状，有相应的评估工具，如帕金森病睡眠量表 (PDSS)、39 项帕金森病生活质量问卷 (PDQ-39)、贝克忧郁量表 (BDI)、简易智力状态检查量表 (MMSE) 等。医生还可以和患者及其家属沟通，了解患者的主观感受和日常表现。有效的治疗应该能够缓解非运动症状，改善患者的睡眠、情绪、认知等。

日常生活活动能力评估。帕金森病患者的日常生活能力会随着疾病进展而逐渐下降。使用 UPDRS 的第二部分——日常生活活动能力量表，可以评估患者在言语、吞咽、书写、穿衣、个人卫生、翻身等方面的能力。同时，还可采用 Schwab & England 日常生活活动量表，将患者的生活自理能力划分为 11 个等级。理想的治疗应该能够最大限度地维持和改善患者的生活自理能力，提高生活质量。

运动并发症评估。长期使用左旋多巴等药物可能导致运动并发症，如剂末现象、异动症等。UPDRS 的第四部分可用于评估运动并发症的严重程度。如果出现显著的运动并发症，提示现有治疗方案可能需要调整，如改变给药时间和方式、加用其他药物、考虑手术治疗等。

不良反应监测。任何治疗都不可避免地存在一定的不良反应风险。评估治疗有效性时，也要密切监测药物不良反应、手术并发症等的发生情况。常见的帕金森病相关药物不良反应包括恶心、呕吐、体位性低血压、嗜睡、幻觉等。深部脑刺激手术可能引起硬膜下血肿、感染、植入装置并发症等。一旦发现严重的不良反应，要及时采取对症处理，必要时调整或中断治疗方案。

33 随着病情进展，帕金森病患者的治疗策略应如何调整？

帕金森病是一种进行性疾病，随着病程的进展，患者的症状和需求也在不断变化。因此，治疗策略也应该随之动态调整，以适应不同阶段的特点。

（1）早期（HY 1-2 期）

疾病早期，患者的运动症状相对较轻。此时治疗以控制症状，延缓进展为主。

对于年轻患者（＜60 岁），不伴有认知障碍，可考虑MAO-B 抑制剂（如雷沙吉兰或司来吉兰）或多巴胺受体激动剂（如普拉克索）作为初始治疗，以减少左旋多巴的长期并发症风险。

对于老年患者或合并认知障碍者，左旋多巴是首选。

生活方式干预：加强运动锻炼，均衡饮食，戒烟限酒，保证睡眠，积极参与社交活动。特别是运动锻炼，有可能延缓疾病进展。

（2）中期 (HY 2.5-3 期)

随着时间的推移，运动症状逐渐加重，开始影响日常生活。此时治疗重点是优化症状控制，改善功能状态。

根据患者个体情况，调整帕金森病相关药物剂量，必要时联合两种或多种药物，如左旋多巴联合多巴胺受体激动剂、MAO-B 抑制剂、COMT 抑制剂等，以达到最佳的症状控制效果。

密切监测治疗相关的非运动症状，如精神行为异常、认知功能下降等，给予对症处理。加强康复治疗，如语言训练、职业治疗、物理治疗等，以提高患者日常生活能力，预防肌肉挛缩和关节畸形。

（3）晚期 (HY 4-5 期)

晚期患者常出现明显的运动并发症和非运动症状，日常生活严重依赖他人。此时治疗目标是最大限度地维持功能，提高患者生活质量。

调整多巴胺能药物治疗方案，如增加每日服药次数，应用缓释制剂，以延长"开"期，缩短"关"期。对于难以控制的运动并发症，可考虑使用脑深部电刺激手术。

加强对非运动症状的管理，如低血压、便秘、睡眠障碍、神经精神症状等，提高患者生活质量。为患者提供辅助工具支持，如轮椅、电动床等，指导家属掌握专业的照护技能。

（4）提供姑息治疗

提供姑息治疗，控制疼痛等症状，满足患者的心理社会需求，维护其尊严。必要时转接临终关怀。

34 帕金森病研究的最新进展有哪些？

近年来，随着医学科技的飞速发展，帕金森病的研究取得了长足的进步。从发病机制到诊断方法，从药物开发到干细胞治疗，各个领域都涌现出许多振奋人心的新发现。以下是帕金森病研究的最新进展。

（1）α-突触核蛋白的病理聚集被认为是帕金森病的病理标志和关键发病环节

最新研究发现，α-突触核蛋白可能以"朊蛋白样"机制在脑内传播，从而导致多个脑区的进行性变性。针对α-突触核蛋白的清除疗法正在成为新的治疗策略。

（2）肠道菌群失调与帕金森病的关系成为研究热点

有证据表明，肠道菌群紊乱可能通过影响肠脑轴，

促进 α-突触核蛋白在脑内聚集。调节肠道菌群可能成为一种新的辅助治疗手段。

（3）生物标志物的发现有望实现帕金森病的早期诊断

如脑脊液和皮肤中的 α-突触核蛋白接种活性检测显示出良好的诊断潜力，甚至可在发病前就检测出异常的 α-突触核蛋白。

（4）先进影像学技术的应用提高了诊断的敏感性和特异性

如多模态 MRI、PET 分子影像、超声等，可以从结构、功能、分子等多个层面反映多巴胺能系统的变性过程，有助于早期诊断和鉴别诊断。

（5）可穿戴设备等数字化技术的兴起，为帕金森病的客观评估提供了新的可能

可穿戴设备等数字化技术的兴起，为帕金森病的客观评估提供了新的可能。如利用智能手机记录患者的运动、语音、书写等信息，经过大数据分析，可以实现对运动症状的远程监测和评估。

（6）脑深部电刺激 (DBS) 治疗的新靶点不断涌现

除了传统的丘脑底核和苍白球，脚桥核也显示出良好的临床疗效，尤其对步态冻结等症状。DBS 的新刺激模式备受关注。如闭环刺激可根据患者的即时症状反馈，

实时调整刺激参数。

（7）非侵入性神经调控技术的日趋成熟

经颅磁刺激、经颅直流电刺激等非侵入性神经调控技术日趋成熟，在改善帕金森病的运动症状和非运动症状方面显示出良好的应用前景。

（8）科技的进步与发展

基于人工智能和虚拟现实技术的康复训练系统不断涌现，可以为患者提供个性化、交互式的康复方案，提高康复效率。

（9）创新性的神经保护药物的研发

基于新发现的分子机制，一些创新性的神经保护药物正在研发中。如 LRRK2 抑制剂、补体抑制剂等，有望延缓帕金森病的进程。

（10）干细胞治疗

干细胞治疗是最具潜力的治疗策略。目前正处于早期临床研究阶段。

35 帕金森病治疗的未来方向在哪里？

在医学科技高速发展的今天，帕金森病的治疗正迎来一个全新的时代。过去我们只能被动地控制症状，而未来我们有望主动地阻止病情进展，甚至实现疾病的预防和根治。让我们一起展望一下帕金森病治疗的未来方向。

（1）精准医疗

随着对帕金森病分子生物学认识的深入，精准医疗有望成为未来治疗的重要模式。

基于基因检测和生物标志物，我们可以对患者进行分型分层，预测疾病的进展速度和对特定治疗的反应性，从而制订个体化的治疗方案。

（2）合并应用多组学技术

合并应用多组学技术。整合基因组、转录组、蛋白组、代谢组等海量数据，借助人工智能等工具进行分析，我们有望绘制出帕金森病的分子网络图谱，发现新的治疗靶点和生物标志物，推动精准医疗的发展。

未来，在精准医疗的基础上，我们有望实现帕金森病的早期预防。基因检测可以识别高危人群，从而进行前瞻性的随访和干预。对于携带致病基因突变但尚未发病的人群，可以给予神经保护药物、生活方式指导等一级预防措施。对于存在早期生物标志物改变的无症状人群，可以及时给予二级预防，如抗炎药物、免疫调节剂等，以阻止病理过程的启动。积极管理帕金森病的危险因素，如脑外伤、农药暴露、便秘等，也是预防策略的重要组成部分。

此外，一些神经保护性的药物和措施，如运动、健康饮食、认知训练等，也有望成为常规的预防手段。

（3）神经保护和再生是帕金森病治疗的重要目标

未来，我们不仅要保护残存的多巴胺能神经元，还要促进受损神经元的修复再生。

一些神经保护药物正在研发中，如神经营养因子等，有望延缓甚至阻止多巴胺能神经元的死亡。

利用干细胞技术，将患者自身的皮肤细胞重编程为多巴胺能神经元，再移植回患者脑内，可以替代死亡的神经元，修复受损的神经回路。这种个性化的自体细胞治疗有望克服免疫排斥和伦理争议，成为未来的主流。

基因治疗是另一个有前景的发展方向。利用病毒载体将治疗基因导入患者脑内，可以持续表达神经保护因子、清除 α－突触核蛋白聚集等，从而达到长期治疗效果。目前已有多个临床试验正在进行，初步结果令人鼓舞。

此外，利用脑机接口技术，将微芯片植入患者大脑皮层，通过解码皮层信号来控制外骨骼或假肢，可以帮助晚期患者重获运动能力。脑机接口与干细胞、基因治疗等相结合，有望彻底改变帕金森病的自然病程。

（4）数字化管理

随着数字医疗技术的飞速发展，帕金森病的管理模式也将发生革命性变化。

可穿戴设备和智能手机应用可以实时记录患者的运动症状、睡眠、情绪等信息，并上传至云端进行大数据分析，帮助医生远程监测病情，优化治疗方案。

人工智能辅助诊断系统可以自动分析患者的影像学、生物标志物等数据，提供诊断和预后预测的参考，减轻医生的工作负担。

虚拟现实技术可以为患者提供身临其境的康复训练体验，以增强训练效果和依从性。远程康复平台可以将专业的康复指导送到患者家中，实现优质医疗资源的下沉。

区块链技术有望实现医疗数据的安全共享，促进多中心协作和医学研究。将患者的基因、影像、电子病历等数据进行去中心化存储和加密，在保护患者隐私的前提下实现数据的共享和利用，这将极大地推动帕金森病的精准医疗进程。

第三章

帕金森病
的康复

01 帕金森病患者康复治疗的目的是什么?

帕金森病是一种常见的神经系统变性疾病,主要表现为静止性震颤、运动迟缓、肌强直和姿势平衡障碍等症状。康复在帕金森病患者的治疗中起着重要的作用,主要包括以下几个方面。

减轻或缓解患者的症状:康复治疗可以帮助患者减轻或缓解肢体震颤、僵硬,运动缓慢等症状,提高患者的生活质量。

改善或恢复患者的功能:康复治疗可以通过一系列的训练和康复措施,帮助患者改善或恢复肢体功能,提高患者的运动能力和日常生活自理能力。

预防或延缓疾病的进展:康复治疗可以通过改善患者的神经功能和肌肉力量,预防或延缓疾病的进展,减少并发症的发生。

提高患者的心理和社会适应能力:康复治疗可以帮助患者调整心态,增强自信,提高社会适应能力,减轻家庭和社会的负担。

综上所述,帕金森病患者康复治疗的目的是多方面的,旨在帮助患者缓解症状、改善功能、预防疾病进展,提高患者的生活质量和心理社会适应能力。

帕金森病患者的康复治疗计划包括哪些基本元素?

运动锻炼:运动锻炼是康复治疗计划的核心元素之一。

药物治疗:药物治疗是帕金森病管理的重要组成部分,药物治疗可以减轻症状、改善运动功能,提高患者的生活质量。应根据患者的症状、年龄、并发症等因素,制订合适的药物治疗方案。定期评估药物治疗的效果,及时调整药物剂量。

认知功能训练:通过认知训练游戏、记忆训练、思维训练等方式,帮助患者提高认知功能。根据患者的认知能力逐渐增加训练强度。

心理支持:提供心理咨询、心理疏导等服务,帮助患者建立积极的心态,应对疾病带来的压力。鼓励患者参加社交活动,提高社会适应能力。

预防并发症:在康复治疗过程中,关注可能出现的并发症,如跌倒、骨折等。通过加强平衡训练、提高患者安全意识等方式,预防并发症的发生。

患者及家属教育和参与:教育患者及家属了解帕金森病的基本知识、康复治疗的重要性以及日常生活中的注意事项。鼓励患者及家属积极参与康复治疗计划,发挥关键角色间沟通支持系统的作用。

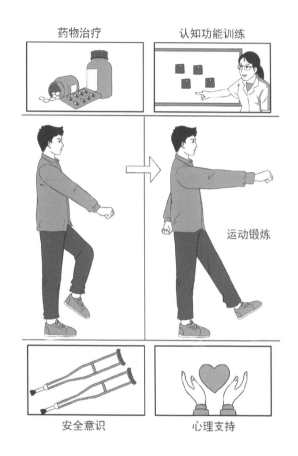

药物治疗

认知功能训练

运动锻炼

安全意识

心理支持

 如何根据帕金森病患者的病情制订个性化的康复计划？

　　康复治疗计划的主要目标是提高患者的生活质量，减轻症状，延缓疾病的进展。通过康复治疗，我们希望帮助患者恢复或改善其运动功能、减轻肢体震颤、增强肌肉力量，并提高患者的心理和社会适应能力。

康复治疗计划应遵循循序渐进、全面协调的原则。在康复过程中，不同阶段的康复目标和治疗方法应相互衔接，确保康复治疗计划得到有效执行。同时，根据患者的康复进展和病情变化，及时调整康复治疗计划。

04 物理疗法在帕金森病患者康复中扮演什么角色？

物理疗法在帕金森病患者康复中扮演着重要的角色。物理疗法是指通过使用物理方法和技术来促进、保持和重建患者的身体、心理和社交的健康幸福感。对于帕金森病患者，物理疗法可以帮助他们改善运动功能、减轻症状、提高生活质量，并延缓疾病的进展。

首先，物理疗法的主要目标是帮助帕金森病患者改善平衡和协调能力，减少跌倒的风险，并增强肌肉力量和耐力。通过个性化的训练计划，物理治疗师可以设计一系列的活动和练习，旨在提高患者的运动表现和生活自理能力。

其次，物理疗法包括多种技术和方法，如平衡训练、柔韧性练习、肌肉力量训练、步态训练等。这些方法旨在促进患者的身体功能、减轻肢体僵硬和震颤等症状，并帮助患者重新获得对日常生活的控制。

05 哪些物理疗法对帕金森病患者特别有效？

对于帕金森病患者，以下物理疗法特别有效。

（1）平衡训练

帕金森病常常影响患者的平衡感，因此平衡训练是物理疗法中的一项重要内容。训练可能包括使用平衡垫、瑜伽、太极拳等活动来帮助患者提高身体平衡能力，减少跌倒的风险。

（2）柔韧性练习

为了缓解肌肉的僵硬和疼痛，柔韧性练习是非常重要的。包括伸展运动、瑜伽、普拉提等活动，有助于放松肌肉，改善关节的灵活性。

（3）肌肉力量训练

通过增强肌肉力量，帮助帕金森病患者更好地进行日常活动。涉及使用健身器材、做体重训练或进行有氧运动等。

（4）步态训练

步态异常是帕金森病患者常见的症状之一。步态

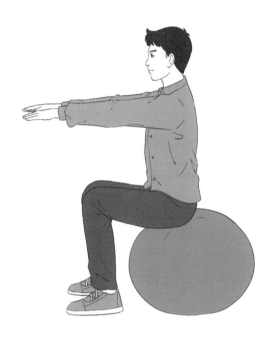

训练可以帮助患者改善步行姿势和速度，提高行走能力。涉及学习正确的步行姿势、使用助行器或进行步行练习等。

（5）经颅磁刺激治疗

通过磁场刺激大脑皮层，有助于改善帕金森病患者的震颤、强直、抑郁和失眠等症状。

（6）神经肌肉电刺激治疗

通过电刺激肌肉，帮助改善肌肉功能，防止肌肉萎缩，强化重建反射弧，对于吞咽困难等症状有一定的改善作用。

（7）电子生物反馈

电子生物反馈是一种利用电子设备来监测和反馈身体生理状态的技术。通过反馈，患者能够感知到自己的身体反应，从而更好地控制自己的运动和姿势。

这些物理疗法技术通常需要根据患者的具体情况和康复目标进行个性化设计。物理治疗师根据患者的进展和反馈进行适时调整，以确保治疗计划的有效性和适应性。

06 如何通过运动疗法改善帕金森病患者的运动功能？

运动疗法是改善帕金森病患者运动功能的重要手段之一。以下是一些具体的建议。

（1）制订个性化的运动计划

根据患者的具体情况和康复目标，制订个性化的运动计划。计划应包括适当的运动类型、强度、频率和持续时间，以确保安全有效。

（2）强调有氧运动

有氧运动，如快走、慢跑、游泳等，可以提高心肺功能，增强肌肉力量和耐力。这些活动可以帮助帕金森病患者更好地进行日常活动，并提高生活质量。

（3）进行平衡训练

帕金森病患者常常面临平衡问题，因此平衡训练非常重要。可以通过单脚站立、行走练习、瑜伽等活动来提高身体平衡能力，减少跌倒的风险。

（4）进行柔韧性练习

柔韧性练习可以缓解肌肉僵硬和疼痛，改善关节灵活性。建议帕金森病患者进行伸展运动、瑜伽、普拉提等活动，以增加肌肉的柔韧性和关节的活动范围。

（5）强化肌肉力量训练

通过增强肌肉力量，帮助帕金森病患者更好地进行日常活动。可以使用健身器材、做体重训练或进行有氧运动等来增强肌肉力量。

（6）采用物理疗法技术

物理疗法技术，如平衡训练、柔韧性练习、肌肉力量训练、步态训练等，都可以帮助帕金森病患者改善运动功能。

（7）逐渐增加运动强度

在运动疗法中，逐渐增加运动强度是非常重要的。这可以帮助患者逐渐适应更高强度的活动，并逐步提高运动能力。

（8）保持持续性

为了获得最佳的治疗效果，帕金森病患者需要长期坚持运动疗法。建议定期参与运动活动，并将其融入日常生活中。

总之，通过制订个性化的运动计划，强调有氧运动、平衡训练、柔韧性练习和肌肉力量训练，采用物理疗法技术，并逐渐增加运动强度，帕金森病患者可以改善运动功能，提高生活质量。记住：保持持续性的运动是非常重要的。

07 平衡训练在帕金森病患者康复中有哪些重要性？

平衡训练的重要性主要体现在以下几个方面。

减少跌倒风险：帕金森病患者常常面临平衡不稳的问题，这使得他们在日常生活中容易跌倒。通过平衡训练，患者可以学习正确的姿势和动作，提高身体的协调性和稳定性，从而减少跌倒的风险。

提高生活质量：平衡障碍可能限制帕金森病患者的活动范围，影响他们的日常生活自理能力。通过平衡训练，患者可以逐渐提高身体的平衡能力，更好地进行日常活动，如行走、站立、转身等，从而提高生活质量。

增强自信心：帕金森病可能导致患者对自己的身体能力产生怀疑和不安全感。通过平衡训练，患者可以在逐渐提高身体能力的过程中增强自信心，重新获得对生活的掌控感。

促进康复进程：平衡训练是帕金森病康复计划的重要组成部分。通过结合其他康复手段，如药物治疗、物理治疗等，平衡训练可以帮助患者更好地进行康复训练，加速康复进程。

在平衡训练中，常用的活动包括单脚站立、行走练习、瑜伽、太极拳等。这些活动可以帮助患者提高身体的平衡感和协调性，同时增强肌肉力量和柔韧性。重要的是，平衡训练应根据患者的具体情况和康复目标进行个性化设计，并在安全的环境中进行，以确保患者的安全和康复效果。

08 什么是力量训练，它在帕金森病患者康复中发挥什么作用？

力量训练，也被称为肌肉增强运动或抗阻练习，是一种通过多次、多组有节奏的动作来提高肌肉力量和肌肉围度的训练方法。力量训练的类型多种多样，包括徒手训练或使用器械进行的负重训练等。此外，根据运动形式的不同，力量训练还被分为静力性练习和动力性练习两大类。

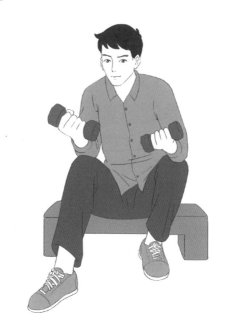

对于帕金森病患者来说，力量训练具有特别的重要性。通过增强肌肉力量，患者在进行日常活动时会更加轻松自如，从而提高生活质量。

在力量训练的过程中，帕金森病患者应重点关注上肢和下肢肌肉群的运动，可以结合器械训练或自重训练进行综合锻炼。推荐的器械有量架、弹性带、轻／重哑铃等。建议每周进行 2 ~ 3 次非连续性的力量训练，每组运动 10 ~ 15 次，重点关注肌肉阻力、速度和爆发力。每次训练的总时间控制在 30 分钟左右。

当然，患者在训练过程中应时刻关注自己的身体感受，如果在训练过程中感到不适，应及时暂停训练并寻求医生的建议。总的来说，力量训练是帕金森病康复计划中不可或缺的一部分，它可以帮助患者提高肌肉能力，缓解疾病症状，提高生活质量。

09 职业疗法在帕金森病患者康复中发挥什么应用?

职业疗法在帕金森病康复中的应用主要体现在以下几个方面。

日常生活技能培训：帕金森病患者的日常生活技能可能因疾病影响而受到限制。

工作技能训练：对于仍然希望继续工作的帕金森病患者，职业疗法师可以为他们提供工作技能的训练。

认知功能训练：除了运动技能，帕金森病还可能影响患者的认知功能，如记忆力、注意力等。

环境改造建议：职业疗法师还会评估患者的居住环境，提出改造建议，以减少患者在家中或工作场所可能遇到的障碍。

情绪支持：帕金森病可能会对患者的情绪产生影响，如导致产生沮丧、焦虑等负面情绪。

10 如何通过职业疗法帮助帕金森病患者改善日常生活技能？

日常生活技能培训： 职业疗法师会根据患者的具体需求和能力，设计有针对性的训练计划，帮助患者提高或恢复进食、穿衣、洗漱、如厕等日常生活技能。

工作技能训练： 包括适应工作环境的策略、调整工作任务以减轻身体负担，以及提供辅助设备或技术的使用培训等。

认知功能训练： 职业疗法师会设计相应的训练活动，包括记忆训练、定向力训练、注意力训练来帮助患者提高认知功能，以更好地应对日常生活和工作中的挑战。

环境改造建议： 可能会建议安装扶手、调整家具布局、使用无障碍设备等。

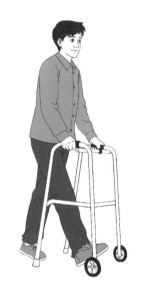

情绪支持： 职业疗法师可以通过提供情绪支持、应对策略等方式，帮助患者更好地应对这些情绪问题。

11 言语疗法对帕金森病患者有什么帮助?

言语疗法作为一种重要的康复手段,可以帮助帕金森病患者改善日常生活技能,提高生活质量。旨在帮助患者恢复或改善语言交流能力。其主要疗法包括表达训练、阅读治疗、听力理解和语言认知训练等。

12 怎样通过言语疗法改善帕金森病患者的吞咽困难?

帕金森病患者的吞咽困难是一种常见的非运动症状,可能表现为口腔准备阶段的困难、咽部阶段的困难和食管阶段的困难。言语疗法有助于改善这种情况,以下是一些可能的方法。

评估:言语治疗师会对患者进行全面的评估,了解患者吞咽困难的具体情况,包括食物或液体类型、吞咽时的具体困难等。

口腔肌肉锻炼:言语治疗师可能会教授一些口腔肌肉锻炼方法,以增强口腔和咽部的肌肉力量。这些锻炼可能包括舌头伸缩、咀嚼练习等。

吞咽技巧训练:言语治疗师会教授患者正确的吞咽技巧,包括如何调整头的位置、如何更好地控制食物或液体的流动等。

食物和液体调整： 根据患者的具体情况，言语治疗师可能会建议改变食物和液体的浓稠度、质地或量，以便更容易吞咽。

呼吸训练： 呼吸和吞咽是密切相关的，因此，言语治疗师可能会提供一些呼吸训练方法，以帮助患者更好地协调呼吸和吞咽。

13 怎样通过言语疗法提高帕金森病患者的语言表达能力？

帕金森病患者的语言表达能力可能会受到影响，出现声音低沉、语速变慢、发音不清等问题。言语疗法可以帮助患者改善这些问题，提高语言表达能力。以下是一些可行的方法。

评估： 言语治疗师会评估患者的语言表达能力，包括声音、语速、音调、发音清晰度等方面，了解患者的具体困难和需求。

声音训练： 针对帕金森病患者可能出现的声音低沉、音量不足等问题，言语治疗师会教授患者如何进行声音训练，包括如何调整呼吸、增强声带振动等。

语速和音调训练： 帕金森病患者可能会出现语速变

慢、音调单一等问题。言语治疗师会教授患者如何通过控制呼吸和口腔肌肉的运动来调整语速和音调，使语言更加自然流畅。

发音清晰度训练：帕金森病患者可能会出现发音不清的问题。言语治疗师会教授患者如何调整舌位、口腔肌肉运动等，以改善发音清晰度。

心理支持：帕金森病患者可能会因为语言问题而感到沮丧、自卑等。言语治疗师需要给予患者心理支持和鼓励，帮助他们树立战胜疾病的信心，积极面对治疗。

14 心理康复在帕金森病患者治疗中的重要性是什么？

心理康复在帕金森病治疗中具有极其重要的作用。帕金森病患者常常伴随着一系列的心理问题，如情绪低落、焦虑、自卑、社交障碍等。这些问题不仅会影响患者的生活质量，还可能会加重运动症状，形成恶性循环。

心理康复的目的是帮助患者调整心态，使他们积极面对疾病，增强自我认知和自我价值感，提高应对能力和生活质量。具体而言，心理康复在帕金森病治疗中的重要性体现在以下几个方面。

改善情绪状态：心理康复可以帮助患者调整情绪，

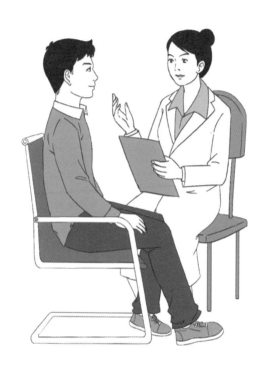

缓解焦虑、抑郁等负面情绪，增强心理韧性，从而更好地应对疾病带来的挑战。

提升自我认知：帕金森病患者常常因为运动症状而感到自卑和无助。心理康复可以通过认知行为疗法等方法，帮助患者重新评价自己，提升自我认知，增强自信心。

改善社交功能：帕金森病患者的社交功能常常受到

影响，导致产生孤独感和社交障碍。心理康复可以帮助患者学习社交技巧，改善社交功能，增强社会适应能力。

提高应对能力：心理康复可以帮助患者学习应对疾病的方法和策略，提高应对能力，从而更好地应对疾病带来的挑战。

促进全面康复：心理康复是帕金森病综合治疗的重要组成部分，与药物治疗、物理治疗等相结合，可以促进患者的全面康复。

总之，心理康复在帕金森病治疗中起着不可或缺的作用。通过心理康复，患者可以更好地应对疾病带来的心理挑战，提高生活质量。

15 中医康复在帕金森病患者治疗中的独特作用是什么？

中医药在治疗帕金森病发展过程中有其独特的优势，中医药不但可以改善帕金森病患者的症状，减少西药的不良反应及用药的剂量，还可以延缓帕金森病的发展。除了药物治疗，中医还可以采用针灸的方法进行治疗，能够减轻症状，而且不良反应较小，提高帕金森病患者的生存率以及生活质量。

16 针灸在帕金森病患者康复治疗中如何发挥应用？

首先，根据帕金森病的临床症状，以头针为例，如有运动功能障碍的，选用运动区；共济失调，选用平衡区；语言障碍，根据语言障碍的类型，分选语言区；如果有感觉障碍，选择相对应的头针感觉区。其次，针灸的选穴问题。在实际施治过程中，根据帕金森病患者的临床表现，坚持中医的整体观念和辨证论治的原则灵活选用，从而达到最佳的治疗效果。

17 中药药浴、拔罐等在帕金森病患者康复中发挥什么作用？

中药药浴可以起到活血化瘀、舒筋通络的作用，患者不仅可以在医生的指导下使用红花、当归、川芎等中药进行调理，还可以遵医嘱使用黄芪、党参、白术等中药进行治疗。

拔罐有舒筋通络、行气活血的作用，患者可以在医生的指导下进行拔罐治疗，可以辅助缓解帕金森病引起的肢体麻木、疼痛等症状。

18 帕金森病患者在家进行康复训练时，要注意什么？

帕金森病患者要根据自己的病情、身体情况、年龄等各个方面来选择适合自己的康复方案，并在医生的指导下进行。在康复训练之前，选择宽松舒适的衣服和鞋子。康复训练的过程中，要循序渐进，劳逸结合，不要让患者感到特别的疲劳，超出身体的承受范围。有的患者可能存在一些其他疾病，尤其是心脑血管疾病，康复中要时刻注意着，以免发生意外。

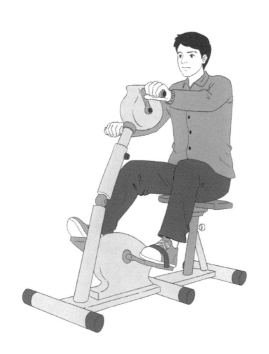

19 家属如何参与帕金森病患者的康复过程?

帕金森病患者在进行康复治疗的过程中,家属应尽量让患者主动完成一些基本活动,而不要过多地代替患者完成。家属应防止患者在家康复锻炼时发生摔倒,尤其是合并有骨质疏松的老年患者更应小心谨慎。同时帕金森病患者可能会出现一些认知障碍,不能准确表达自己的需求,需要家人更多的耐心和支持。

20 音乐疗法和艺术疗法在帕金森病患者康复中发挥什么作用?

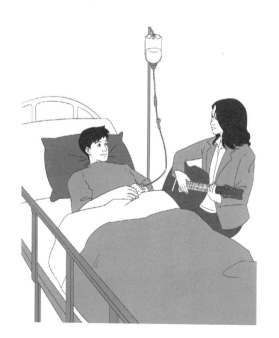

音乐的节奏感和旋律可以疏通人体的能量渠道，平衡身心、缓解压力，从而促进人体产生多巴胺，有助于帕金森病患者改善运动及认知功能。艺术疗法可增加帕金森病患者积极的情绪体验，减少疼痛和不适感。患者在完成艺术疗法中可以改善肌肉控制能力，重新获得对自己身体的控制感。同时还可以提升患者的社交互动，在支持和鼓励中进步。

21 太极拳、瑜伽等轻度运动如何辅助帕金森病患者康复？

太极拳： 太极拳是一种传统的中国武术，具有轻柔、舒缓的特点。练习太极拳可以帮助帕金森病患者调整肌肉的张力、改善平衡能力和协调能力。

瑜伽： 通过加强核心肌肉群的肌力，增加帕金森病患者的肢体灵活性，以及改善姿势步态、缓解肌肉僵硬、改善平衡能力。

22 康复期间，帕金森病患者怎样管理营养和饮食？

帕金森病患者应多吃谷类食物，如米、面、杂粮等，以每日摄入 300 ~ 500 克为宜。谷类食物能够给机体提供丰富的碳水化合物、蛋白质和膳食纤维等营养物质，并能充分供给机体所需的能量。另外，患者可多食一些新鲜的蔬菜和水果，每日摄入 1 ~ 2 个中等大小的水果和 300 克的蔬菜，以获得维生素 A、维生素 C 和多种矿物质。对于易发生骨质疏松的老年帕金森病患者来说，每日摄入一杯牛奶或酸奶能够补充身体的钙质，对帕金森病的康复有一定帮助。

23 水疗法在帕金森病患者康复中的作用是什么？

水疗是通过水的物理性质和热效应来改善人体功能状态的一种疗法。水可以为人体提供良好的支撑和阻力，帕金森病患者在水中进行康复运动，可减轻关节和肌肉的负担，从而帮助患者恢复肌肉的力量和灵活性，缓解肌肉僵硬和震颤、提高平衡和协调能力、改善心肺功能和心理状态。

如何通过康复训练改善帕金森病患者的睡眠质量?

帕金森病患者睡眠质量下降,可能与精神过度紧张、合并自主神经功能紊乱、疼痛等因素有关。可通过适量的有氧运动促进康复,如散步、医疗体操等帮助患者放松身体。通过进行深呼吸、冥想或听轻音乐等方式放松训练,减轻焦虑,从而改善睡眠质量。

25 帕金森病患者康复过程中,如何评估治疗的进展和效果?

症状改善: 肢体颤抖(静止性震颤)、肌肉僵硬(肌张力增高)、运动障碍(运动迟缓)等症状得到改善,并且药物的不良反应不明显。

对帕金森病患者康复训练的有效性进行客观评估至关重要。其中对生存质量及日常生活能力最常用的评估工具是功能独立性评定量表(FIM)。FIM主要评估患者进行日常生活活动时的功能独立性。如对衣食起居、个人卫生、移动能力等方面进行评估。FIM可以客观地评价康复训练对患者日常生活功能恢复以及生存质量的影响。

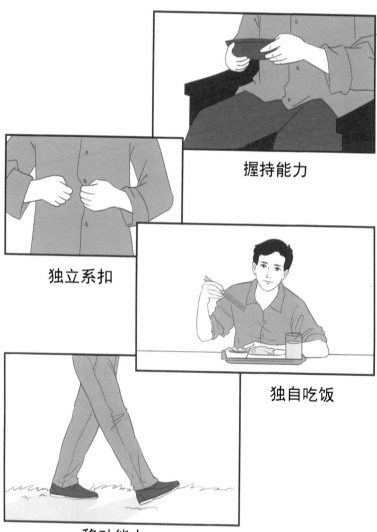

握持能力

独立系扣

独自吃饭

移动能力

26 什么是认知康复，它如何帮助帕金森病患者？

认知康复是一种通过各种方式，帮助患者改善认知功能的治疗方法，主要包括注意力训练、记忆训练、思维训练、视空间能力训练等。针对帕金森病患者的认知训练，帮助患者在计算力、记忆力、视觉空间能力等方面有所提高。

27 为什么帕金森病患者需要定期进行康复评估？

对帕金森病患者定期进行康复评估，是为了明确患者的功能障碍。评估康复治疗与训练效果有利于预测预后、转归，制订、修改康复治疗训练计划，为制订家庭康复方案提供依据。

28 康复期间，如何保持帕金森病患者治疗的动力和积极性？

在康复期间，一定要培养帕金森病患者积极乐观的心态，尽可能让其保持精神愉悦的状态。康复中医护人员和家属要耐心倾听患者的诉求，不要压抑患者的情绪。

同时在康复中制订容易实现的目标，并采取切实可行的步骤逐步实现。鼓励患者通过交流、寻求支持、培养兴趣爱好等方式，缓解焦虑和抑郁情绪，增加其自信心，帮助患者找到康复的积极性与动力。

29 康复期间，帕金森病患者怎样避免过度训练？

量力而行。始终根据患者的当前体能和健康状况来调整训练强度。这就要求康复团队仔细评估患者的体力与耐力，确保训练计划既能促进健康，又不会造成身体过度负担。在训练过程中，应密切监测患者的生理反应，如心率、呼吸频率和疲劳程度，以确保活动在安全的范围内进行。

注意个性化需求。应认识到每位患者的身体状况和能力是不同的，再根据每个人的具体情况制订个性化的康复计划。考虑到他们的年龄、疾病进展阶段以及任何其他健康问题。定期与患者沟通，了解他们的感受和反馈，根据这些信息调整训练计划，以满足他们的个别需求和偏好。

综合训练。结合各种类型的训练方法，如力量训练、柔韧性练习、平衡练习和有氧运动，帮助患者全面提升身体功能，同时减少由于单一运动形式重复而造成的过度使用伤害。通过这种综合训练方法，不仅可以增强患者的肌肉力量和耐力，还可以改善他们身体的整体协调性和运动控制能力。

30 跨学科团队在帕金森病患者康复中的作用是什么？

帕金森病的症状多样化、个体差异大，治疗模式已经从单纯的改善运动功能延伸为多功能障碍的综合治疗，进行疾病的长程慢病管理，最大限度提高患者的生活质量。为实现上述目标，需要多个专业领域人员的共同参与，包括神经内科、功能神经外科、康复科、心理科、中医科及护理等，协同关注和解决帕金森病漫长病程中的一系列复杂症状。为帕金森病患者的诊断、药物调整、心理状况诊疗等方面提供全方位保障。

31 长期的康复计划对帕金森病患者的治疗有哪些重要性?

康复治疗对于帕金森病患者,特别是肢体僵硬和活动不灵活的患者非常重要。康复治疗和药物治疗可以起到相辅相成的作用,减少药物的剂量,增加药物的疗效。

32 康复期间,怎样处理帕金森病患者的非运动症状?

帕金森病患者的非运动症状涉及许多类型,主要包括睡眠障碍、感觉障碍、自主神经功能障碍和精神及认知障碍。八段锦等中国传统功法既涉及身体活动,又求精神训练,包括调身、调心、调息三要素。研究显示,这类运动对轻、中度帕金森病患者的非运动症状有益,故而康复过程中可以采用一些中国传统功法来针对帕金森病患者的非运动症状。

33 康复设备和辅助工具在帕金森病患者治疗中的应用是什么?

康复设备可以为帕金森病患者提供一种特殊环境来重建其某一项功能,如平衡板可以通过提供一个不稳定平面来重建帕金森病患者的平衡功能；辅助工具可以补偿帕金森病患者缺失的一部分功能，使其能更好地回归日常生活，如助行器可以代偿一位步态不稳的帕金森病患者缺失的平衡功能，辅助其更平稳地行走在道路上。

34 康复期间，帕金森病患者怎样建立家庭支持体系？

康复期间，帕金森病患者因长期的运动症状、非运动症状及精神压力等会逐渐产生焦虑、抑郁情绪，需要家人抽出时间陪伴患者，主动了解患者心理状态。

当患者有消极情绪时，主动告知医护人员，使患者得到及时的心理指导与治疗。帮助患者培养兴趣爱好，让患者能够放松身心，克服焦虑、抑郁情绪，增强主动配合治疗、积极参与康复锻炼的信心。

35 社区资源在帕金森病患者康复中的作用是什么？

帕金森病患者在出院回归家庭后，会因为缺乏有效的监督和系统的专业指导导致疾病症状加重并可能出现多种并发症。

社区中心应与医院做好对接工作，在患者回家后由社区监督，和家庭共同开展由医院提供的康复计划，保证康复计划逐一落实。

社区定期与医院合作开展科普学习工作，提高患者及家属的疾病认知能力，及时有效反馈疾病症状和康复情况，并提高患者治疗的依从性，减少并发症的发生。

社区还可以定期组织社区康复操、病友讨论会等多种活动，缓解患者的负面情绪，引导患者逐渐融入、回归社会。

36 怎样针对帕金森病患者的个别需求制订康复方案？

早期帕金森病患者推荐咨询专业物理、作业和言语治疗师进行评估以寻求康复治疗建议。对于平衡及运动功能障碍患者，需要给予帕金森病特异性的物理治疗。对于存在交流障碍、吞咽障碍及唾液增多的患者，应给予言语及语言治疗，以提高言语及沟通的能力，并减少误吸的风险。临床上，可以根据不同的行动障碍进行相应的运动训练，如太极拳、舞蹈、抗阻训练等。

37 康复期间，帕金森病患者怎样维持社交活动？

在住院康复期间，主管医生可以在科室内举办帕金森病科普知识讲座，并组织交流会让患者和家属互相交流经验，缓解精神压力。若患者出院到社区进行康复，可以让社区和医院合作开展科普学习工作，或组织社区开展康复操、病友讨论会等活动。

38 康复期间，帕金森病患者怎样应对职业挑战？

帕金森病患者进行康复治疗无法改变疾病本身的进程、结局或疾病带来的直接损伤，其主要对防止继发损伤障碍及由此带来的功能残损有重要作用，可延缓病情发展。因此，对于初期帕金森病患者通过康复训练维持现有功能，通过职业康复重建工作能力，并对于工作时间及难度进行合理调整。对于现存能力无法胜任原来工作岗位的患者，则需要通过专门职业评估和指导培训提升自己的竞争力，以适应其他岗位。

39 康复期间，怎样确保帕金森病患者的安全?

在康复运动过程中，帕金森病患者首先要注意不能过度疲劳，避免跌倒，保证康复的质量。其次在康复过程中要对患者进行时时保护，尤其是在体位明显变动时，如转弯或行走速度变化时，要防止患者突然出现摔倒等意外情况。在康复场所做好保护性措施，如对家具的锐利角进行包裹等，从而降低受伤的可能。

40 康复训练对改善帕金森病患者的精细动作控制有什么效果?

康复训练中的水中运动疗法对于改善帕金森病患者精细动作控制有良好效果。水中运动疗法是利用水的浮力、阻力、流动性等特性让患者在水中进行运动治疗，相比陆地运动，全身肌肉骨骼在水中进行被动或主动运动时更能加大运动强度和幅度，更有助于患者恢复动作的控制、平衡和协调能力。

41 康复治疗在帕金森病患者治疗中发挥什么作用?

帕金森病是一种慢性进展性疾病，具有高度的异质性，不同患者疾病进展的速度不同，目前尚不能治愈。帕金森病患者通过康复治疗，可使运动并发症出现的时间推后，大大提高患者的生活质量，同时延缓病情的进展。良好的康复治疗对于延缓帕金森病的进展，提高患者的生活质量有着极为重要的意义。

42 帕金森病患者参与康复研究项目有什么好处？

康复治疗方法现在处于高速发展时期，许多新的康复治疗方法正处于研究阶段，部分方法可能对帕金森病患者的恢复有不可预估的疗效，患者可以免费参与治疗，减轻家庭经济压力，并且新型康复治疗方法相较于新药危险性更低。

43 为什么心理和情绪支持对帕金森病患者的康复至关重要？

患者的心理和情绪支持在帕金森病康复中非常重要。帕金森病会给患者带来很多不利的心理和情绪反应，如抑郁、焦虑、失落等。通过加强对帕金森病患者的心理和情绪支持，可以帮助患者减少不必要的焦虑和紧张，从而缓解其不良心理反应对机体的不良影响。此外，良好的心理与情绪有助于患者建立良好的心态，能够帮助患者提高治疗效果。

44 康复期间，如何促进帕金森病患者的自我效能感？

给予患者渐进性康复干预模式。

初等级康复干预：先向患者分享康复训练成功案例，使其明确康复训练的重要性与必要性，并进行一定的关节放松训练。

中等级康复干预：指导患者进行主动关节活动训练与肌肉力量训练，并在患者完成一组训练后给予鼓励，增强其康复信心。

高等级康复干预：给予患者平衡协调与步行等训练，定期检测患者身体各项功能恢复情况，绘制并向患者展示康复图表，同时对患者康复训练的效果进行肯定。

循序渐进是康复训练的指导原则之一，要求训练内容由易到难、由简到繁，逐步深化提高，使患者能熟练掌握康复训练要点和技巧，加快身体功能恢复。

45 面对帕金森病的复杂症状，康复治疗如何进行个性化调整？

对帕金森病患者进行康复管理时应聚焦生物－心理－社会模式，结合 ICF（国际功能、残疾和健康分类）模型的身体功能和结构领域，对帕金森病患者进行客观评估，并及时记录疾病不同时期的变化，进一步指导帕金森病患者的康复干预。在此过程中，康复治疗师可以清晰地了解帕金森病患者康复干预前后的功能变化情况，并及时调整康复治疗方案。采用 ICF 模型可辅助医学专业人员根据帕金森病患者的个体情况和个人需求制订个性化的康复干预方案。

46 康复期间，帕金森病患者会经历哪些常见的挑战？

帕金森病患者通常会有焦虑、抑郁情绪，且对帕金森病了解不足，认为康复训练对于帕金森病治疗没有意义，对康复治疗有一定的抵触情绪。

帕金森病会进行性地发展，打击了帕金森病患者的康复积极性。

帕金森病患者在康复短期内较难看到明显改善，患者会对康复方案有所质疑，难以坚持康复训练。

康复训练有时较为枯燥，患者难以提起兴趣去进行康复训练。

帕金森病患者的一些非运动症状，如睡眠障碍、认知障碍等会提高患者主动参与康复治疗的难度。

帕金森病患者回归家庭后的后续康复会由于缺乏监督等原因难以进行，使得患者好不容易取得的康复疗效消失，甚至出现新的问题。

47 哪些康复治疗可以提升帕金森病患者的独立生活能力？

（1）肢体主被动活动和牵拉

通过肢体主被动活动和牵拉改善患者肢体僵硬问题，再通过抗阻训练加强患者肢体力量，使患者能够更好地完成独自起床、穿衣等基本生活活动能力的相关动作。

（2）下肢机器人进行步态训练

通过下肢机器人进行步态训练改善患者步态协调和步行耐力，提高步速、步长，能有效降低步态冻结的发生，增加步行时的信心，从而提高了步行的安全性。

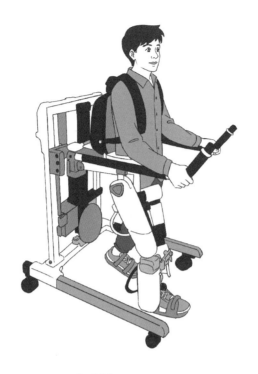

（3）水中运动疗法

通过水中运动疗法改善患者的动作控制、平衡和协调能力，使患者日常生活中的动作更易被控制。

（4）舞蹈疗法

通过舞蹈疗法能有效降低患者的焦虑、抑郁情绪，改善认知功能，提升日常生活能力。舞蹈疗法亦可促进个人情感、认知和社会的融合，还能激发患者的想象力去发展身体技能，建立自我效能、人际互动关系，丰富自我和提高日常生活质量。

第四章

帕金森病
的护理

如何尽早识别帕金森病?

请参考下列"帕金森病筛查9问"。

❶ 您刷牙的速度和以前相比,是不是变慢了?

❷ 您写的字和以前相比,是不是变小了(小写症)?

❸ 您静坐的时候,有没有发现自己手抖?

❹ 您是不是闻不出气味了?

❺ 您有没有发现白天动不动就睡着了?

❻ 您的面部表情是不是没有以前那么丰富了(面具脸)?

❼ 您有没有经常做噩梦,在梦中拳打脚踢?

❽ 您自己系扣子时困难吗?

❾ 您走路时是不是脚拖着地走小步?

以上问题,如您有3个及以上的问题回答"是",建议您去神经内科做进一步临床检查。

如无法回答问题2时,以上问题如您有2道题及以上回答"是",建议您去神经内科进行进一步临床检查。

02 日常生活中,需要关注哪些护理问题?

帕金森病是一种长期影响神经系统的疾病,会导致运动障碍和其他身体问题。通过一些简单的护理方法，患者可以更好地管理病情，提高生活质量。这些方法包括定时用药，适量运动，合理饮食，避免摔倒，使用辅助工具以及定期检查。患者需要与医护人员密切合作，制订个性化的护理计划，并定期调整和评估，以确保护理效果最佳。

03 作为家属，怎样帮助帕金森病患者进行有效的病情自我监测？

帮助帕金森病患者进行有效的病情自我监测是很重要的。一个简单的方法是让患者记录他们的症状和日常体验。可以用笔记本或者手机记录，内容包括每天的症状变化、药物剂量和任何其他相关信息。还可以建议患者与家人或照顾者分享这些记录，以便他们一起观察和讨论症状的变化。另外，定期的医疗检查也是必不可少的，这可以帮助医生更好地了解患者病情发展，并及时调整治疗方案。通过这些方法，帕金森病患者可以更好地监测自己的症状，以便及时采取必要的措施来管理疾病。

04 对于运动障碍明显的帕金森病患者，特别需要注意哪些问题？

对于帕金森病患者来说，如果他们有运动障碍，就要特别注意一些事项。首先，要确保周围环境安全，移除家中可能会绊倒或碰撞到的物品，确保家中通道畅通。其次，要选择合适的鞋子，尽量穿着防滑的鞋子，以减少跌倒的风险。再次，要避免匆忙快走或突然改变方向，走路时要慢慢稳步，有助于保持平衡。还要注意避免在不稳定的地面上行走，如湿滑的地面或不平整的路面。此外，要经常进行体力活动和锻炼，包括做一些平衡训练和柔韧性练习，以增强身体的稳定性和灵活性。最后，要定期进行医疗检查，与医生讨论运动障碍的情况，并根据医生的建议调整生活方式和治疗方案。通过这些注意事项，帕金森病患者可以更好地缓解运动障碍，提高生活质量。

05 家属应该怎样帮助帕金森病患者减轻肌肉僵硬的问题？

首先，定期进行适度的有氧运动和力量训练，这可以增强肌肉的灵活性和力量。然后，教导患者进行伸展运动以改善肌肉的柔韧性和舒展度。在肌肉感觉僵硬时，热敷和热水浴可以促进血液循环，放松紧张的肌肉。轻柔地按摩也是缓解肌肉紧张和僵硬的有效方法。此外，在医生的指导下使用抗帕金森病药物也可以有效缓解肌肉僵硬情况。其次，鼓励患者定期活动，并保持充足的水分摄入和营养均衡。通过综合采取这些措施，可以帮助患者减轻肌肉僵硬，提高生活质量。

06 帕金森病患者总是感到肢体震颤，从护理角度出发有什么建议？

当患者感到有震颤困扰时，有以下几种简单的方法可以尝试帮助缓解这种情况。第一，让患者尽量保持放松，避免过度紧张或焦虑，因为紧张或焦虑可能会加重震颤。第二，尝试进行深呼吸和放松练习，以帮助患者舒缓身体的紧张感。第三，进行一些身体活动，如散步或进行柔和的运动，可以减轻震颤。

如果震颤问题持续困扰，建议咨询医生，了解更多针对性的治疗或管理方法。记住，每个人的情况都不同，最重要的是找到适合自己的治疗方法来处理震颤问题，提高生活质量。

07 帕金森病患者感到行动不便，如何提高其生活自理能力？

首先，尝试进行一些简单的日常运动，如散步、做一些伸展运动或参加康复训练课程。这些活动有助于增强肌肉力量和灵活性，提高行动能力。其次，通过使用一些辅助工具帮助生活自理，如使用手杖、步行器或抓握设备，以增加稳定性和安全性。此外，尝试使用一些便利设施，如加高马桶坐垫、安装扶手等，以便更轻松地完成日常生活中的各种活动。最后，保持积极乐观的心态，相信自己能够克服困难，并坚持不懈地进行锻炼和训练。

通过这些方法，患者可以逐渐提高运动能力和生活自理能力，更好地应对日常生活中的挑战。

08 哪些方法可以缓解帕金森病患者的睡眠障碍？

首先，保持固定的起床和就寝时间，有助于调整身体的生物钟，建立良好的睡眠习惯。其次，确保睡眠环境舒适安静，可以选择合适的床垫和枕头，并保持房间通风。放松技巧如深呼吸和温水浴也可以在睡前帮助患者放松身心，促进入眠。适度的身体活动对改善睡眠质量也很重要，可以选择散步或瑜伽。此外，饮食上尽量避免过度饮用咖啡和酒，晚间可选择一些温和的饮品，如温牛奶或柠檬茶。针灸等中医治疗也是一种可选的方法，可以平衡身体的能量流动，改善睡眠。

如果以上方法无法缓解睡眠问题，建议及时咨询医生，寻求专业的指导和治疗。

09 如何帮助帕金森病患者应对可能遇到的认知障碍？

首先，给予患者理解和支持，鼓励他们面对困难时保持乐观心态。其次，帮助他们建立规律的生活习惯，如每天定时吃饭、保持适量地锻炼和休息。进行一些简单的认知训练，如一起玩些记忆游戏或解谜题，这有助于锻炼大脑。鼓励参加一些社交活动，与家人、朋友多交流，多参加社区活动，这样可以促进认知活动并提升心情。最后，定期监测和评估患者的认知功能，根据情况调整护理计划，有助于及时发现问题并加以解决。通过这些简单实用的方法，护理人员可以有效帮助帕金森病患者应对认知障碍，提高他们的生活质量。

10 面对帕金森病患者的情绪和心理问题，如何给予支持？

首先，要充分倾听和理解，让患者有机会表达内心的情绪和想法，这样有助于缓解情绪压力。其次，通过分享正面的信息和故事，鼓励患者保持乐观的态度，因为积极的心态有助于解决心理问题。另外，鼓励患者参与一些轻松愉快的活动，如听音乐、看喜剧节目或进行手工艺活动，这有助于分散注意力，调节心情。此外，促进社交互动也很重要，鼓励患者与家人朋友多交流，参加社区活动或加入兴趣小组，以减少其孤独感和提升心理健康。最后，定期关注患者的情绪和心理状态，通过和他们建立良好的沟通关系，及时发现问题并提供必要的支持和帮助。

通过以上实用的方法，护理人员可以有效地帮助帕金森病患者改善情绪和促进心理健康，提高他们的生活质量。

11 怎样和帕金森病患者建立有效的沟通？

首先，要保持亲近和耐心，尽量站在患者面前，用温暖的语气和患者交流，让他们感受到我们的关心和尊重。其次，用简单明了的语言表达自己，避免使用生僻的词汇，确保患者能够理解。在交流中，经常性地重复确认双方的理解，可以通过简单的提问或总结来做到。此外，我们可以借助面部表情和手势，以及准备一些图片和图示来辅助沟通，让信息更加清晰易懂。最后，鼓励患者邀请亲属陪同，在医疗和护理事务中，亲属的支持和陪伴可以提供额外的帮助和增进理解。通过这些实际可行的方法，我们能够更好地与帕金森病患者进行沟通，促进彼此之间的理解和信任，共同应对疾病挑战。

12 家属在进行家庭护理时会面临哪些挑战，如何提供支持？

在进行帕金森病患者的家庭护理时，家属可能会面临一些挑战。首先，家属可能需要应对患者日常生活中的各种困难，如行动不便、肌肉僵硬等，这可能会增加照顾的难度。其次，帕金森病的症状常常会随着时间推移而变化，家属需要不断地适应和调整护理方案。最后，照顾帕金森病患者可能会带来心理压力和疲劳感，影响家庭氛围和个人情绪。因此，家属可以采取一些措施，如与医疗团队合作，获取专业建议和指导，学习正确的护理技巧。同时，建立支持网络，与其他家庭成员、朋友或志愿者分担护理任务，减轻个人负担。

此外，家属也需要关注自己的健康和情绪，定期休息和放松，保持良好的心态和体力。通过合作、支持和关注，家属可以更好地应对帕金森病患者的家庭护理挑战，从而为患者提供更好的照顾和支持。

13 面对帕金森病的进展，患者应该怎么做？

面对帕金森病的进展，帕金森病患者：首先，要接受疾病的现实，并与医疗团队合作，了解病情的发展和可能的变化。其次，要积极参与康复和运动计划，包括进行物理治疗和锻炼，以保持肌肉力量和灵活性。同时，要注意饮食和生活习惯，保持健康的生活方式，有助于减轻症状和延缓疾病的进展。此外，要寻求心理支持，与家人朋友分享自己的感受，参加支持团体或寻求心理咨询，有助于缓解焦虑和抑郁情绪。最后，要保持乐观和积极的态度，相信自己能够应对疾病的挑战，同时接受他人的帮助和支持。通过这些调整，患者可以更好地适应帕金森病的进展，保持良好的心态。

14 帕金森病患者出现药物不良反应时，应该怎么办？

首先，应该及时告知医生或医疗团队，描述不良反应的具体症状和严重程度。医生会根据情况评估是否需要调整药物剂量或更换其他药物。其次，可以尝试一些简单的缓解措施，如调整饮食习惯、增加水分摄入或适量运动，有时候这些方法可以减轻不良反应的不适程度。同时，要遵循医嘱，严格按照药物使用说明来服用，不要随意增减剂量或更改用药方式。最后，如果不良反应严重影响到生活质量或持续时间较长，建议及时向医生咨询，寻求专业的帮助和建议。通过这些方法，帕金森病患者可以更好地处理药物不良反应，保持健康和舒适。

15 帕金森病患者怎样才能减轻疼痛？

首先，可以尝试进行一些轻柔的运动或活动，如缓慢地行走或进行伸展运动，这可以缓解肌肉紧张和疼痛感。其次，可以尝试进行热敷或冷敷，如使用热水袋或冰袋，也可以缓解疼痛和不适感。同时，尝试深呼吸和放松练习，帮助患者放松身体和缓解疼痛压力。此外，可以考虑使用一些非处方药物，如对乙酰氨基酚或布洛芬，但一定要按照医生的建议使用，并注意避免长期或过量使用。最后，如果疼痛持续或加重，建议及时向医生咨询，寻求专业的治疗和建议。通过这些简单的方法，帕金森病患者可以更好地进行疼痛管理，提高生活质量。

16　帕金森病患者出现吞咽障碍会有哪些症状？

常有饮水、进食呛咳；流涎、进食后口腔内常有食物残渣；进食时间长、进食后声音改变；吞咽食物后咽部仍有异物感；吞咽后呕吐；反复肺炎、发热或体重明显减轻。

17　帕金森病患者怎样应对吞咽困难？

首先，帕金森病患者可以尝试慢慢吃饭，小口慢咽，避免匆忙进食。其次，可以选择软食或易于咀嚼的食物，如炖煮蔬菜、软糯米饭等，以减少吞咽时的不适感。同时，可以用较小的餐具，如小勺子或小碗，帮助控制食物的摄入量，减少吞咽困难的发生。此外，保持良好的坐姿，在进食时挺直身体、抬头看前方，有助于减少吞咽困难。最后，如果吞咽困难严重影响到生活质量，建议及时向医生咨询，寻求专业的治疗。

18　怎样帮助帕金森病患者管理视觉障碍？

首先，确保环境光线充足，避免光线过暗或过亮，有助于减轻眼睛的疲劳和不适感。其次，帮助患者安排定期的眼睛检查，及时发现和治疗眼部问题，如近视、白内障等。同时，鼓励患者遵循良好的眼部保健习惯，如定时眨眼、远眺等，有助于保持眼睛健康。此外，可以提供辅助设备，如放大镜、有遮光功能的眼镜等，帮助患者更清晰地看到物体和文字。如果视力问题严重影响到日常生活，建议及时向医生咨询，寻求专业的治疗。

19 帕金森病患者采用多种药物治疗时，要注意什么？

首先，帕金森病患者要按照医生的处方和指导来正确使用药物，不要随意更改剂量或停止用药。其次，要定期监测药物的效果和不良反应，及时向医生报告任何不适症状。同时，要注意药物之间的相互作用，避免不同药物之间产生不良反应。此外，要避免长期或过量使用药物，以免增加药物耐受性或引起其他健康问题。最后，要定期进行复诊，与医生共同评估治疗效果，并根据需要进行调整。

通过遵循这些注意事项，可以确保帕金森病患者在接受多种药物治疗时能够获得最佳的治疗效果，并减少不良反应的发生。

20 怎样通过环境调整来增加帕金森病患者的安全性和独立性?

首先,确保家中的走廊和房间通畅,移除杂物和障碍物,避免摔倒。其次,可以安装抓握扶手或扶手椅,提供额外的支持和稳定性。此外,要确保家中的光线充足,避免黑暗和阴暗的环境,有助于提高患者的视觉和空间感知能力。同时,要确保家具布局合理,便于患者自由行动,不受限制。最后,可以考虑使用一些辅助设备,如手杖、步行器或轮椅,帮助患者更安全、更方便地移动。通过这些简单的环境调整,可以有效提高帕金森病患者的安全性和独立性,让他们更好地应对日常生活中的挑战。

21 帕金森病患者出现头晕,耳穴压丸可以选用哪些耳穴?

对于帕金森病患者的头晕症状,耳穴压丸是一种非常好的辅助治疗方式,可以选择皮质下、交感等穴位。需要注意的是,耳穴是一种安全有效的护理操作,但一定要在医生的指导下进行,且不能替代药物。

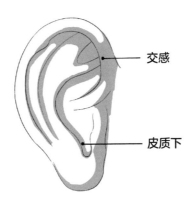

交感

皮质下

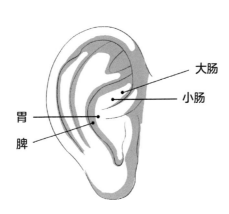

22 帕金森病患者出现便秘，耳穴压丸可以选用哪些耳穴？

对于帕金森病患者的便秘症状，耳穴压丸可以选择胃、脾、小肠、大肠等穴位。需要注意的是，耳穴压丸是一种安全有效的护理操作，但一定要在医生的指导下进行，且不能替代药物。

大肠

小肠

胃

脾

23 帕金森病患者出现心慌，耳穴压丸可以选用哪些耳穴？

对于帕金森病患者的心慌症状，耳穴压丸可以选择心、神门等穴位。需要注意的是，如果患者出现心慌症状，一定要前往正规医疗机构完善相关检查，明确病因；此外，耳穴压丸是一种安全有效的护理操作，但一定要在医生的指导下进行，且不能替代药物。

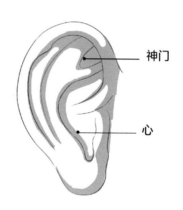

神门

心

24 帕金森病患者出现记忆力下降，耳穴压丸可以选用哪些耳穴？

对于帕金森病患者记忆力下降的症状，耳穴压丸可以选择交感、神门、皮质下等穴位。需要注意的是，耳穴压丸是一种安全有效的护理操作，但一定要在医生的指导下进行，且不能替代药物。

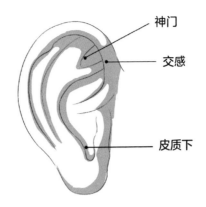

神门

交感

皮质下

25 帕金森病患者出现抑郁焦虑，耳穴压丸可以选用哪些耳穴？

对于帕金森病患者的抑郁焦虑，耳穴压丸可以选择神门、心、交感等穴位。需要注意的是，耳穴压丸是一种安全有效的护理操作，但一定要在医生的指导下进行，且不能替代药物。

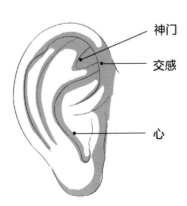

神门

交感

心

26 帕金森病患者出现疼痛，耳穴压丸可以选用哪些耳穴？

对于帕金森病患者的疼痛症状，耳穴压丸可以选择交感、神门等穴位，如颈部疼痛加用耳穴"颈"，腰部疼痛加用耳穴"腰"，下肢疼痛加用耳穴"臀"和"坐骨神经"，肩部疼痛加用耳穴"肩"。需要注意的是，耳穴压丸是一种安全有效的护理操作，但一定要在医生的指导下进行，且不能替代药物。

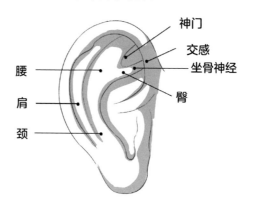

27 帕金森病患者出现日间嗜睡，耳穴压丸可以选用哪些耳穴？

对于帕金森病患者日间嗜睡的症状，耳穴压丸可以选择神门等穴位。需要注意的是，耳穴压丸是一种安全有效的护理操作，但一定要在医生的指导下进行，且不能替代药物。

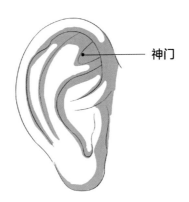

神门

28 **帕金森病患者出现睡眠质量差、说梦话，耳穴压丸可以选用哪些耳穴？**

对于帕金森病患者的睡眠质量差、说梦话的症状，耳穴压丸可以选择神门、心、肾等穴位。需要注意的是，耳穴压丸是一种安全有效的护理操作，但一定要在医生的指导下进行，且不能替代药物。

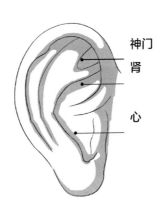

神门
肾
心

29 帕金森病患者服药后出现胃部不适，耳穴压丸可以选用哪些耳穴？

对于帕金森病患者服药后出现胃部不适的症状，耳穴压丸可以选择胃、脾、肝、内分泌等穴位。需要注意的是，耳穴压丸是一种安全有效的护理操作，但一定要在医生的指导下进行，且不能替代药物。

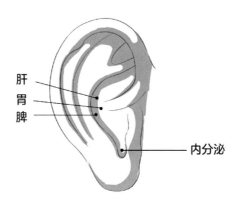

肝
胃
脾

内分泌

30 帕金森病会危及生命吗？

帕金森病本身不是一种致命性疾病，一般情况下不会影响患者的生命，若患者不及时医治，疾病会持续发展进而严重影响患者的生活质量，最后死于严重的并发症，如骨折、肺炎、泌尿系统感染等。

随着现代科技发展和医学诊疗水平的提高，坚持治疗并保持良好的心态，大部分患者的生活质量是可以得到基本保证的，能较长时间维持良好的运动功能。因此，帕金森病患者不必担心因患上此病会危及生命，要以乐观的心态坚持治疗，积极监测病情变化，避免并发症的发生。

31 帕金森病患者的症状得到了改善，可以停药吗？

帕金森病患者是需要终身服药的。症状得到改善并不是疾病已治愈，擅自减量或停药，可能会导致症状恶化或严重不良反应。特别是使用左旋多巴时不能突然停药，以免发生停药反应。

32 帕金森病患者做了手术后还用服药吗？

帕金森病患者手术后可以明显改善其运动症状，但不能根治疾病，术后仍需应用药物治疗。一般情况下，可在医生的指导下相应减少剂量。

33 保健品、偏方可以治疗帕金森病吗？

目前没有任何药物可以根治帕金森病。千万不要盲目相信某些偏方、保健品可以根治帕金森病，既耽误疾病的治疗，又浪费金钱和时间。

34 在饮食上，帕金森病患者要注意什么？

帕金森病患者在饮食上不要进食辛、辣等刺激性食物。因为这些食物会刺激患者胃肠产生不适，还会导致便秘发生。可适当多吃新鲜水果和蔬菜，防止便秘。

患者在服用复方左旋多巴时，建议避免同时食用富含高蛋白质的食物，如牛奶、瘦肉等。因为蛋白质可能会影响复方左旋多巴的吸收从而影响药物的疗效。复方左旋多巴一般在餐前 1 ~ 1.5 小时服用，能够提高疗效。

若患者合并糖尿病、心血管疾病，应避免高糖、高脂饮食，如不吃动物内脏、油炸食品等。

若患者正在服用抗胆碱药物，应少食含有胆碱的食物，如麦芽、动物肝脏等。因为这些食物可能会影响治疗的效果。

35 如何缓解帕金森病患者的"面具脸"？

帕金森病患者的特殊面容"面具脸"是由于面部肌肉僵硬，导致面部表情呆板，可以指导患者做以下面部动作进行锻炼。

　　皱眉动作，尽量皱眉，然后用力展眉。

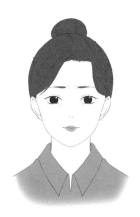
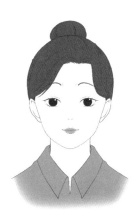

　　鼓腮锻炼，反复做露齿和吹口哨动作，或者对着镜子，让面部表现出微笑、大笑、露齿而笑等动作。

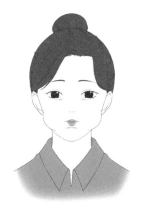
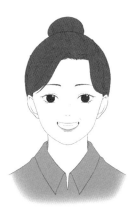

36 如何调整帕金森病患者走路时的平衡能力?

摆臂练习,肩关节放松,以肩关节为轴前后摆动。

原地踏步,腿抬高,大腿与小腿尽可能呈90°,配合摆臂同时进行。

行走练习,腿抬高,走大步,步幅35厘米,脚后跟着地,配合摆臂同时进行。建议每天坚持两次运动,每次20~30分钟。

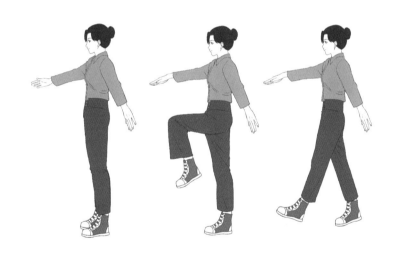

摆臂练习　　　　原地踏步　　　　行走练习

37 如何避免帕金森病患者在行走转弯时发生跌倒？

帕金森病患者行走拐弯时，在两只脚互相绊住时最容易跌倒。建议在行走转弯时将动作分解，先把脚转过来，再转动身体适应脚的位置，一小步一小步慢慢转过来。

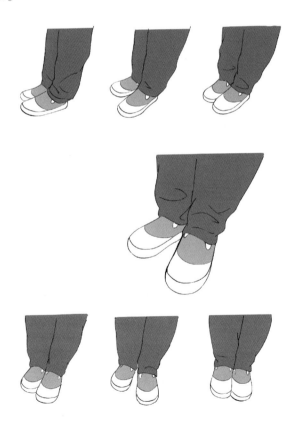

38 为什么帕金森病患者容易发生便秘?

便秘不仅影响帕金森病患者的生活质量,而且影响治疗帕金森病的药物即左旋多巴的吸收,严重的便秘甚至会引发帕金森病的恶性综合征。

帕金森病患者便秘有以下原因。

帕金森病早期即可出现消化道自主神经功能紊乱,胃肠道蠕动缓慢,出现便秘。

帕金森病中、晚期,患者全身活动缓慢、肢体僵硬,直立行走少,不利于肠道蠕动,加重便秘。

用于治疗帕金森病的药物(左旋多巴、司来吉兰、金刚烷胺、多巴胺受体激动剂、抗胆碱能药物等)能够引起和加重便秘。

39 帕金森病患者出现便秘,应如何应对?

帕金森病患者要养成良好的饮食生活习惯,适当多吃蔬菜、水果,如大白菜、油菜、香蕉、梨、猕猴桃、苹果等,尤其要多吃芹菜、粗粮等富含膳食纤维的食物;可用双手沿脐周顺时针按摩,每次 20 ~ 30 周,每日 2 ~ 3 次,促进胃肠蠕动。鼓励患者多饮水,每天在 1500mL 以上;养成每日清晨定时排便的习惯,克服长时间如厕、忌努挣。饮食以粗纤维为主，多吃增加胃肠蠕动的食物，如黑芝麻、蔬菜、瓜果等；多饮水，戒烟酒，禁食产气多、有刺激性的食物。对于严重便秘患者，可在医生的指导下应用外用药物。

40 帕金森病患者忘记服药怎么办？

帕金森病患者忘记服药肯定会影响疾病的有效控制。刚过服药时间可以补上，若时间间隔较长，一般在下次服药时间按时吃药即可。建议制作一张用药记录表，记录吃药时间、药名、剂量，或者将药物按照服药时间分装到摆药盒中，方便按时吃药。

41 帕金森病患者怎样预防体位性低血压？

（1）做到三个1分钟

第一个1分钟：躺在床上活动双下肢（做10次屈膝运动）。

第二个1分钟：双腿垂于床边坐起（做10次勾脚尖运动）。

第三个1分钟：双腿靠床站立，手扶扶手无不适后，再行走。

（2）学会佩戴腹带

作用：增加腹腔静脉回流。

佩戴时间：下床活动前戴上，休息时松开。

佩戴方法：仰卧平躺，双脚弓起，脚底平放在床上，臀部抬起，腰部悬空，将腹带置于腰下，拉伸腹带包裹住腹部，松紧度以能伸进一指为宜。

注意事项：腹带上缘不可高于剑突，过高会影响呼吸，下缘至盆骨上 1/3 处，过低起不到加压作用。

（3）常穿弹力袜

作用：促进下肢静脉血液回流，增加回心血量。

佩戴时间：日间下床活动前穿上，夜间休息时脱下。

（4）每日保证足量液体摄入

出汗较多时可饮用淡盐水，但是睡前 1 小时不要大量饮水，卧床休息时垫高头部或床头抬高 10°～30°。

42 如何改善帕金森病患者的小碎步？

动作 1：不要含胸驼背，挺起胸脯，肩胛骨挤向脊柱，目视前方。

动作 2：尽量不要用小碎步，走路时要把大腿抬起来，用力地往上抬。

动作 3：下蹲，双脚与肩同宽，双手放在身体前方进行下蹲，要注意髋和膝同时发力。

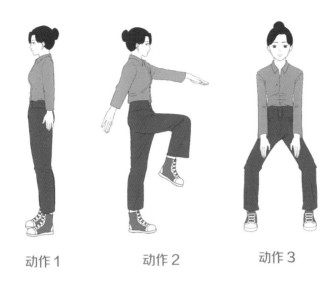

动作1   动作2   动作3

43 家属在家中如何护理帕金森病患者?

穿着：为患者选择容易穿脱的衣物与鞋，不要选择橡胶或是生胶底的鞋子，由于鞋子抓地时，可能会让患者向前摔倒。

洗浴：洗澡间的门要朝外推开，方便患者出来。在浴盆内或淋浴池板上铺上一层防滑橡胶垫，防止患者摔倒。

饮食：使用为帕金森病患者特制的筷子、勺子、碗；加强营养；增加纤维性物质如蔬菜、水果的摄入，预防便秘。

运动：鼓励患者运动，如打太极拳、慢走等，无法独立运动的患者可在家人的协助下进行运动锻炼，如按摩、被动运动肢体。

44 帕金森病卧床患者怎样防止压疮发生？

帕金森病晚期很多患者会长期卧床，压疮会给患者造成很大痛苦，特别是压疮面积大、出现感染，也会严重影响患者的生活质量。如何防止压疮，主要有以下几点内容。

保证患者皮肤清洁。特别注意会阴部等有皱褶地方的擦洗，及时擦干，保证干燥；患者床铺卧具要求比较柔软、干净，不能潮湿。如果有潮湿要及时更换，可在足后跟、骶尾骨放置软垫；勤翻身，每 2～3 小时翻身一次，避免同一个部位与床部接触挤压时间太长；检查受压皮肤，出现皮肤破溃及时就医。

45 帕金森病患者在进行针灸治疗时，还需要进行适宜的运动吗？

帕金森病患者在进行针灸治疗的同时，仍然需要进行适宜的运动，并在专业医生的指导下进行。

选择适宜的运动方式对于帕金森病患者有多方面的益处。适当的运动可以帮助患者增强肌肉力量和灵活性，改善平衡能力，减轻运动障碍和运动不便。此外，运动还可以提高心肺功能，促进血液循环，增强身体抵抗力，改善情绪状态，有助于患者提高生活质量。

46 帕金森病患者进行适宜的运动后，可以减少药物的服用频次吗？

虽然适宜的运动可以作为帕金森病患者综合治疗的重要组成部分，但是并不能完全替代药物治疗。尽管运动可以改善症状，但不能治愈帕金森病。因此，患者仍然需要在医生的指导下持续服用药物，并根据病情适时调整用药方案。

47 帕金森病患者在选择适宜的运动时，应注意哪些问题？

帕金森病患者在选择适宜的运动方式时，需要注意避免剧烈运动和高风险的运动项目，以免造成意外伤害。建议选择轻度到中度的有氧运动，如八段锦、太极拳、散步、游泳、骑行等，以及针对平衡和灵活性的训练。此外，应根据个体情况和病情变化灵活调整运动方式和强度，并在运动过程中注意安全。最重要的是，要始终在专业医生的指导下进行运动。

48 帕金森病患者如果营养摄入不足，会出现什么问题？

如果帕金森病患者的营养摄入不足，可能会导致身体虚弱、肌肉萎缩、体力下降等问题。这些问题不仅会加重症状，影响生活质量，还会降低治疗的效果。

49 帕金森病患者出现饮食问题，应如何处理？

帕金森病患者如果出现饮食问题，应该及时就医寻求营养师或医生的建议。他们可以根据患者的具体情况制订适合的饮食计划，并提供营养补充剂或其他支持措施，以确保患者的营养需求得到满足。

50 帕金森病患者需要额外补充维生素或矿物质吗？

对于帕金森病患者，特别是饮食不足或吸收能力受损的患者，可能需要额外补充一些维生素和矿物质，如维生素 B_{12}、维生素 D 和镁等。然而，补充前建议咨询医生或营养师，以避免不必要的不良反应或药物相互作用。

51 帕金森病患者可以在症状好转后停止执行安全管理措施吗？

不可以。即使症状好转，帕金森病患者仍然需要坚持执行日常安全管理措施。这些措施有助于减少跌倒和其他意外事件的发生，维护患者的身体健康和生活质量。

52 帕金森病患者需要定期进行家庭安全检查吗？

帕金森病患者需要定期进行家庭安全检查，确保家中的环境安全。可以检查家具、地板、扶手等是否稳固，是否有杂物堆积等安全隐患，并及时采取措施加以改善。

53 适宜帕金森病患者的改良八段锦怎么做？

坐式八段锦也叫静功八段锦，是古老的导引术养生功法之一。这套功法不受场地限制，动作简单，形式多样，功效显著，适用于下肢活动不利或力弱、行动不便的患者，尤其受到中老年群体的喜爱，是动静结合、身心互动、健患均益的健身方法。

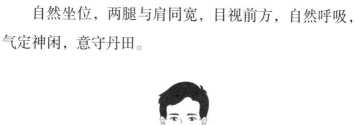

预备势

　　自然坐位，两腿与肩同宽，目视前方，自然呼吸，气定神闲，意守丹田。

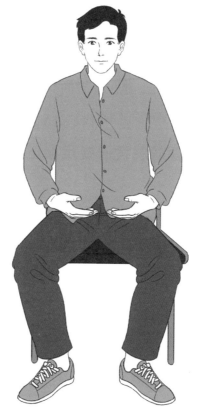

第一式　双手托天理三焦

动作说明　两掌五指分开，腹前交叉上托于胸前，内旋向上托起，掌心向上，抬头目视，然后手掌稍停，目视前方；两臂下落，掌心向上捧于腹前，一上一下为一次。

功　能　调理三焦，祛除雨水天气的寒湿浊气，提升阳气。

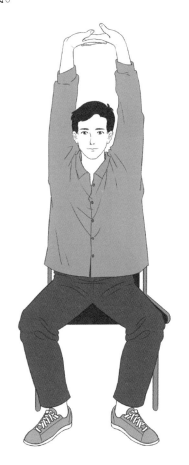

第二式　左右开弓似射雕

动作说明　两掌向上交叉于胸前，像左右开弓射箭，右掌拉至右胸前，左掌呈八字掌（大拇指和食指呈八字，其余三指曲后）向左推出，把弓拉到最远，眼光盯指尖；然后重心右移，右手划弧，两掌捧于腹前；反方向再做一次。

功　能　舒胸理气，调理肺经，加强心肺功能。

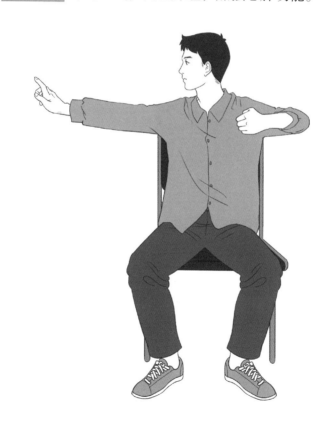

第三式 调理脾胃须单举

动作说明 左手掌根上撑，上举至头左上方，右掌根下按；然后左臂下落于腹前，左右交替。

功 能 挤压腹腔，舒展腰肌，增强胃肠蠕动，提高消化吸收能力。

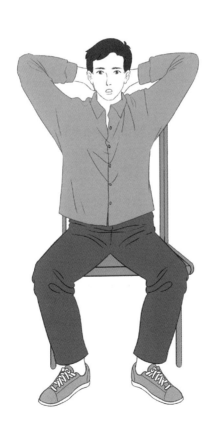

第四式　五劳七伤往后瞧

动作说明　手臂于身体两侧伸直，掌心外旋向上，头尽量向后旋转，目视左斜后方，稍停；两臂内旋收回两侧，目视前方；左右交替。

功　能　松弛颈部肌肉，改善脑供血，强腰固肾、调理脾胃。

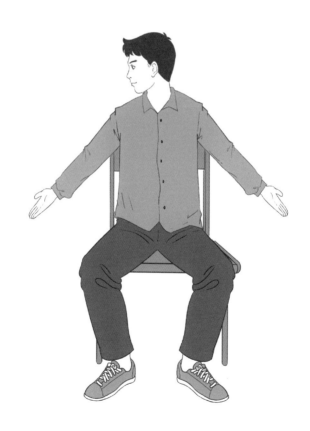

第五式 摇头摆尾去心火

动作说明 两掌扶于膝关节上方（拇指在腿外侧，四指在腿内侧），身体重心右移，右侧附身重心放低，由骶尾带动上身向左旋转，至右侧；然后身体重心后移，上身后摇由右向左前旋转，身体起立；左右交替。

功 能 清心泻火，宁心安神。

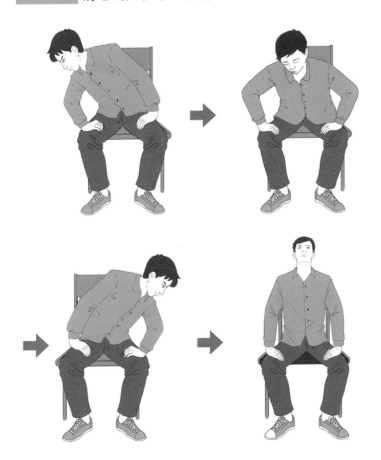

第六式　双手攀足固肾腰

动作说明　两臂向上举起，掌心向前目视前方；两臂屈肘掌心向下，按至胸前，两掌反穿至后背，沿脊背向下运至臀部，同时上身前屈，两掌沿腿两侧至脚面，目视前下方；然后两掌向前上举，脊柱随之升起；一上一下为一次。

功　能　舒展脏腑，强腰固肾。

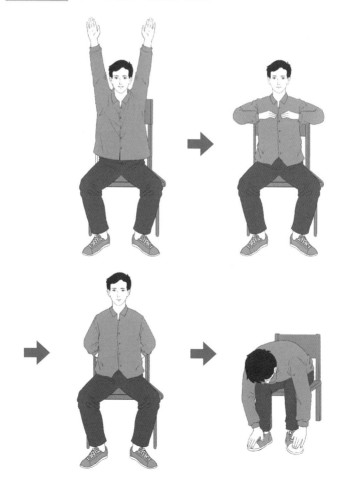

第七式　攒拳怒目增气力

动作说明 两掌握拳于腰侧，大拇指在内，拳眼向上；左拳向前冲出拳眼向上，怒目而视，左拳变掌，再旋腕握固成拳，收回腰处；左右交替。

功　能 强壮筋骨，疏理肝气郁结，调和气血。

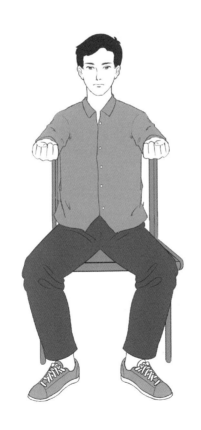

第八式　背后七颠百病消

动作说明　两脚跟提起，头上顶，稍停，目视前方；两脚根下落，轻震地面，一起一落为一次。最后两掌合于腹前，周身放松。

功　能　可使肌肉、内脏、脊柱放松，气血畅通。

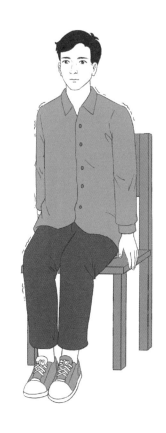

收式

放松，意守丹田，气息归元。

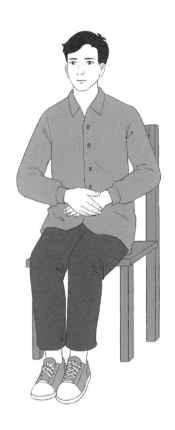

以上八式，每式六遍；配合呼吸，吐纳有术；量力而行，循序渐进。

坐位八段锦可以使腰背肌肉骨骼、各器官（特别是肾脏、肾上腺等）得到增强，有助于防治工作中常见的腰肌劳损等疾病。对于脑梗死患者导致的肢体运动功能受损，此时可以通过做八段锦在一定程度上改善病情，促进血液循环，达到辅助治疗的效果。

养生之道，常欲小劳，动静相济，劳逸适度，八段锦的八个动作各有侧重，练关节、健脾胃、畅气血、安神志、增体魄。

54 帕金森病患者的西医护理计划有哪些关键内容？

帕金森病患者的护理计划应当全面，涵盖疾病各个阶段的身心健康需求。以下是一些西医护理的关键内容。

（1）协助治疗和康复

协助患者进行药物管理、运动康复、语言吞咽康复等治疗措施。

（2）饮食营养

制订均衡营养的膳食计划，确保各类营养素充足摄入。根据吞咽功能选择合适的食物种类和制作方法，如软烂、粥糊状等。协助进食，保证食品安全与卫生，尤其注意避免呛咳、窒息的发生。监测体重变化，必要时调整饮食策略。

（3）日常生活护理

协助患者进行洗漱、穿衣、如厕、翻身等日常活动，维护个人卫生。注意预防尿路感染。对于需要长时间坐轮椅或卧床的患者，适时为患者更换体位，预防压疮等并发症。评估家居安全，改善无障碍设施，预防跌倒等意外。

（4）定期评估

密切关注症状变化，定期进行全面评估，包括生理、心理和日常生活能力等。根据评估结果动态调整护理措施，满足患者变化的需求。

（5）预立医疗照护计划

与患者探讨疾病预后，尊重患者的医疗决策意愿。必要时完成预立医疗照护计划，明确患者对生命末期医疗措施的选择。

（6）临终关怀

评估临终症状，如疼痛、呼吸困难等，给予适当的措施缓解症状。提供心灵照护，满足患者心理社会需求，让其安详、有尊严地走完人生旅程。

55 帕金森病患者怎样应对日常生活中的挑战?

（1）饮食方面

选择易于咀嚼和吞咽的食物，避免过硬或黏性食物，以防吞咽困难或呛咳。增加膳食纤维和水分摄入，预防便秘。注意均衡营养，维持理想体重，适度补充维生素 D 和钙，预防骨质疏松。

（2）起居和日常活动

保持规律作息，避免过度劳累。采取分步完成任务的策略。注意家居安全，防滑防跌倒。安装扶手、改善照明设备、调整家具布置等。使用辅助工具，如弹性鞋带、长柄鞋拔等，减轻日常穿着困难。

（3）个人卫生

淋浴时使用防滑垫，安装扶手，必要时使用淋浴椅。使用加高马桶座椅，减轻患者如厕困难。

（4）饮水和用药

准备药盒，按时间分装药物，避免漏服。必要时使用药物提醒器。

（5）出行

尽量有人陪伴出行，选择人流少、地面平整的路线。避开狭窄拥挤或低光照的场所。穿防滑鞋，必要时使用手杖或助行器。考虑定制鞋垫改善步态。

（6）运动锻炼

制订个性化的运动计划，如平衡、柔韧、有氧和力量训练等，改善运动功能。选择合适的运动强度，避免运动诱发不良反应，如血压波动、引起明显劳累感。必要时在康复治疗师的指导下进行，选择合适的辅助器械。

（7）语言沟通

面对面交流时正对交流者面部，说话速度放慢，声音洪亮有力。必要时借助文字、图片等辅助手段。定期进行语言训练，如朗读、演讲等，保持清晰流利的表达能力。借助文字转语音软件辅助沟通。

（8）娱乐休闲

培养患者多样化的兴趣爱好，丰富生活。选择认知负荷适中、身体消耗小的活动，如读书、听音乐、做手工等。参加帕金森病互助小组等社交活动，交流心得体会。

56 社会支持对帕金森病患者有什么意义？

社会支持对于帕金森病患者至关重要，它涉及来自家庭、朋友、医护人员、政府和社会组织等各方面的支持。充足的社会支持能够帮助患者更好地应对疾病挑战，提高生活质量。

（1）情感支持

来自家人、朋友的关爱和陪伴能够缓解患者的孤独感，给予患者情感慰藉。倾听和理解患者的感受，帮助其宣泄负面情绪，减轻心理压力。鼓励患者表达内心想法，帮助其建立自信，保持乐观积极的心态。

（2）生活帮助

家人和朋友在日常起居、饮食、出行等方面提供实际帮助，减轻患者的生活负担。必要时提供经济支持，如医疗费用援助等，减轻患者及其家庭的经济压力。

（3）医疗协助

医护人员提供专业的诊疗服务，指导患者进行药物治疗、运动康复、语言训练等。向患者和家属提供疾病相关的健康教育，帮助其掌握自我健康管理的知识和技能。协调各专科医疗资源，为患者提供全面、连贯的医疗服务。

（4）社交网络

患者参与帕金森病互助小组等社交活动，与病友分享经验，相互鼓励，获得归属感。通过参与志愿服务、兴趣小组等社区活动，拓展社交圈，预防社会孤立。家人陪同患者参加社交活动，或为其创造社交机会，丰富患者的社交生活。

（5）福利救助

向患者提供医疗保险、残疾人补贴等社会福利，减轻就医和生活负担。为患者提供生活照料、家政服务、康复器械等社区支持服务。确保患者平等参与教育、就业、文娱等社会活动的机会，维护患者权益。

（6）无障碍环境

改善居家、公共场所的无障碍设施，为患者创造安全、便利的生活环境。提供无障碍交通工具，确保患者的出行需求。

（7）公众教育

开展公众教育活动，普及帕金森病知识，消除社会的偏见和歧视。倡导社会各界理解、接纳、支持帕金森病患者，构建友善、包容的社会环境。

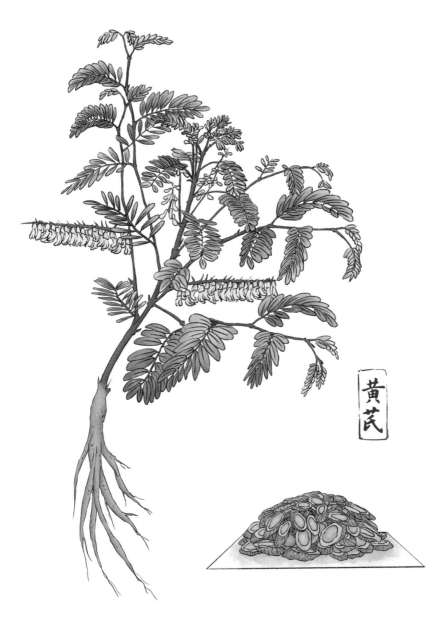

黄芪

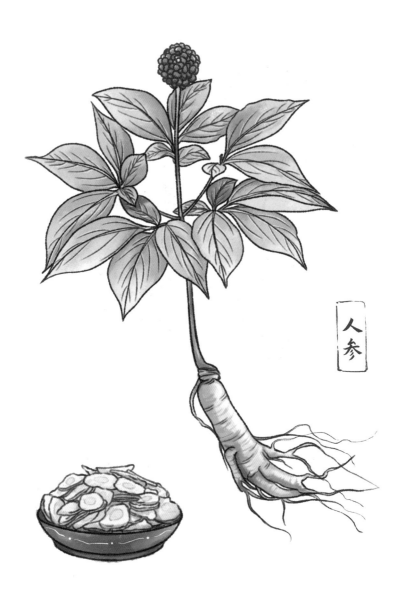

人参

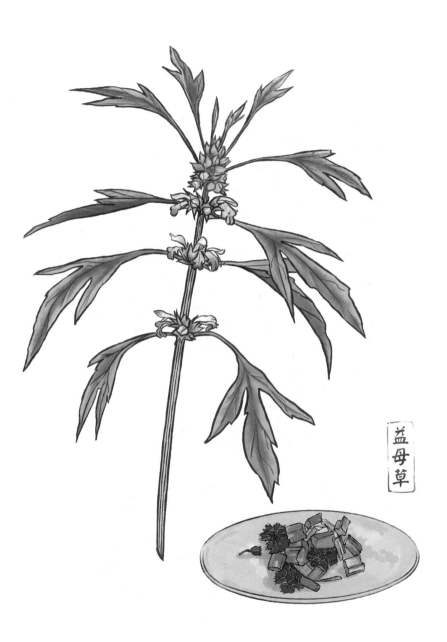

益母草

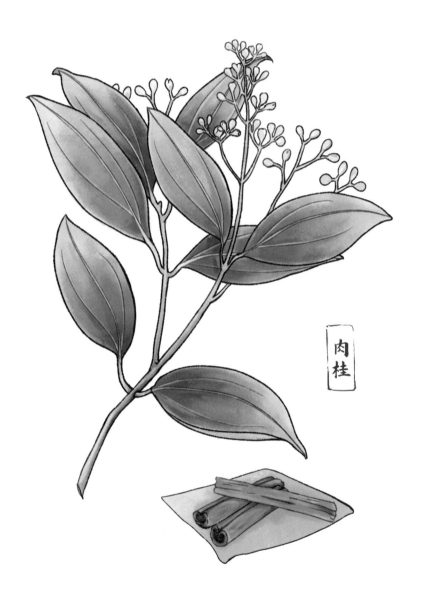

肉桂

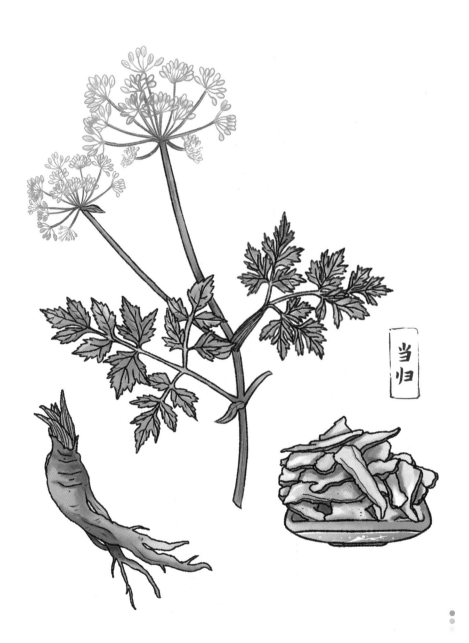

当归

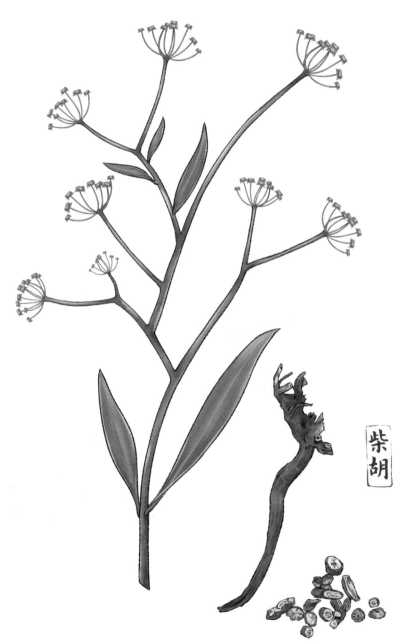

柴胡

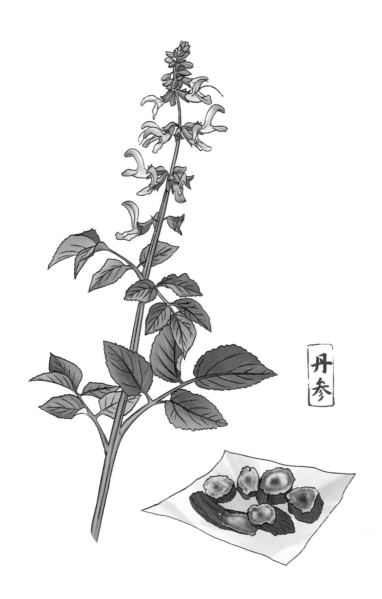

丹参

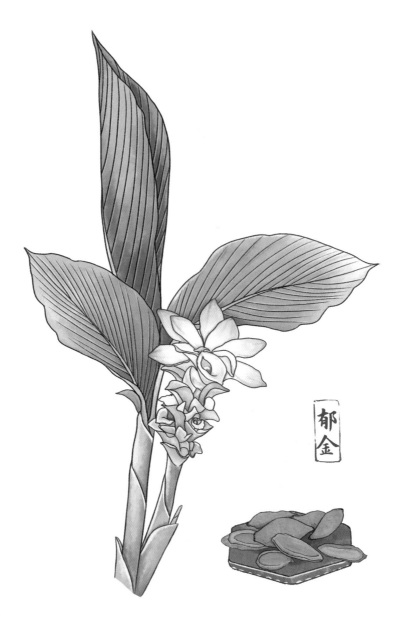

郁金

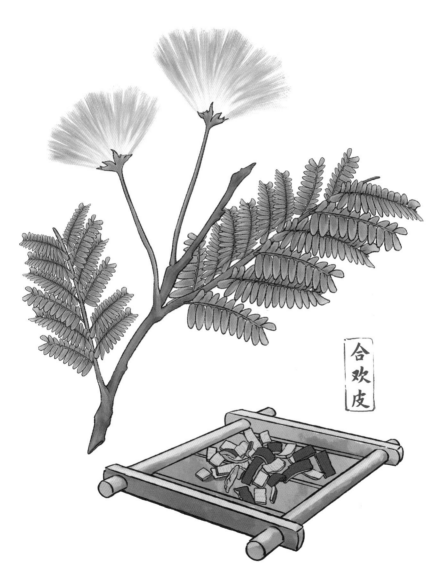

合欢皮

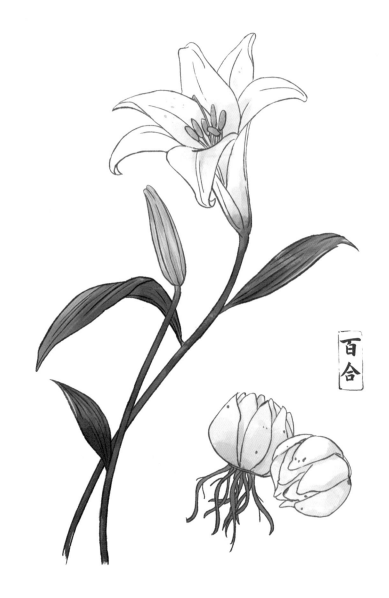

百合

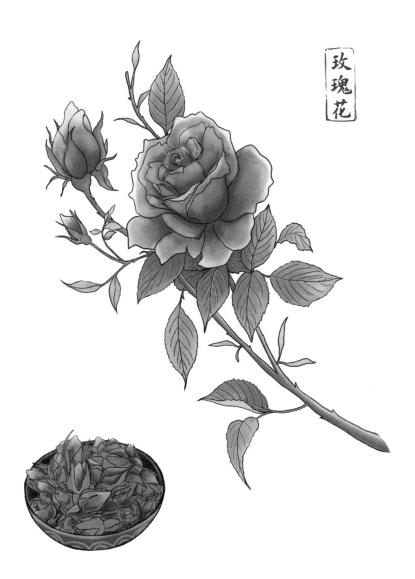

玫瑰花

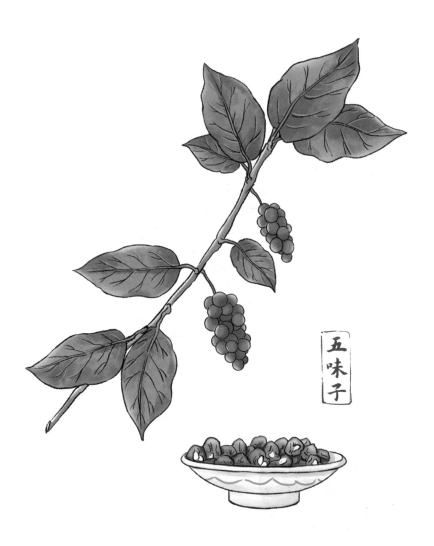

五味子

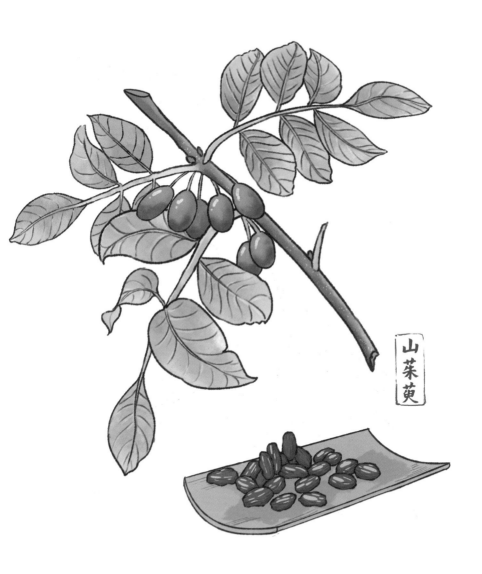

山茱萸

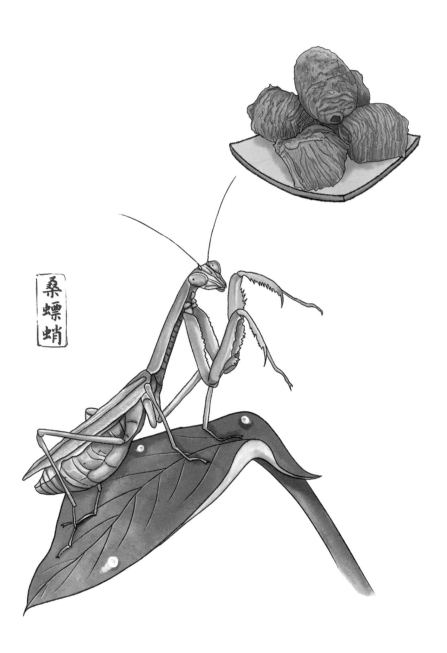

桑螵蛸

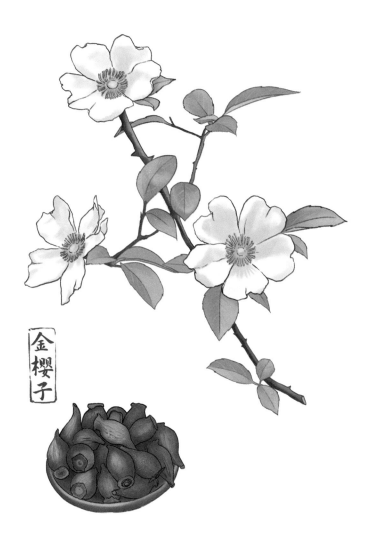

金櫻子

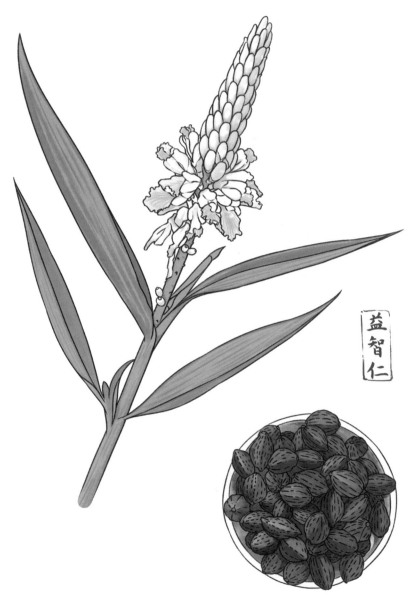

益智仁

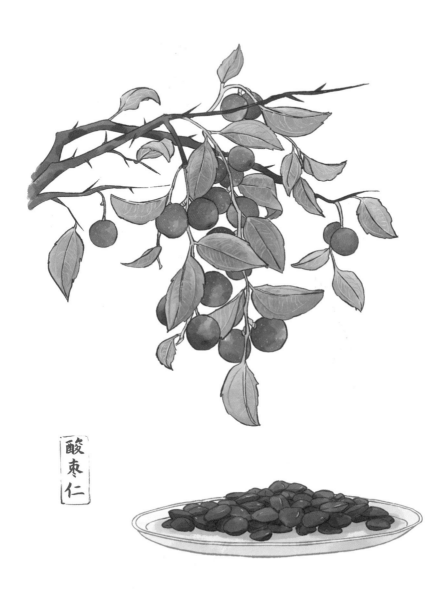

酸枣仁

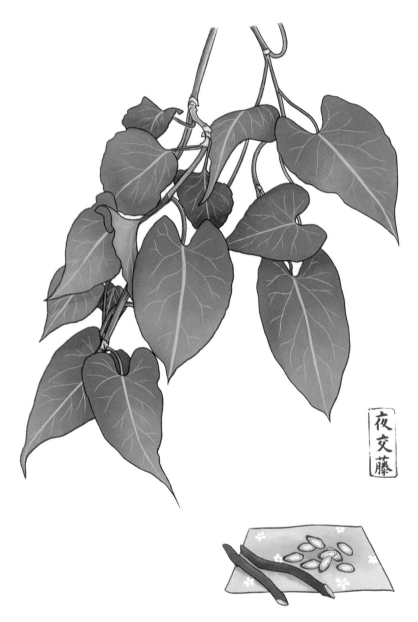

夜交藤

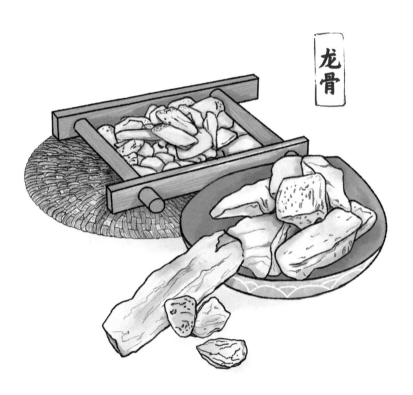

龙骨

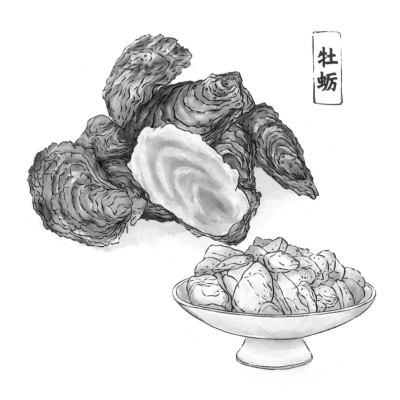

牡蛎

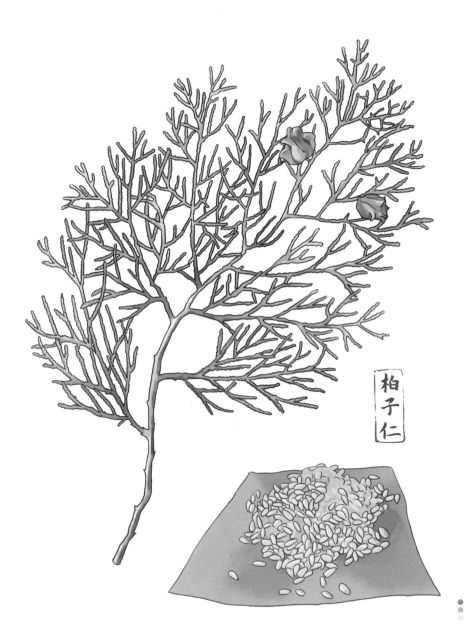

柏子仁

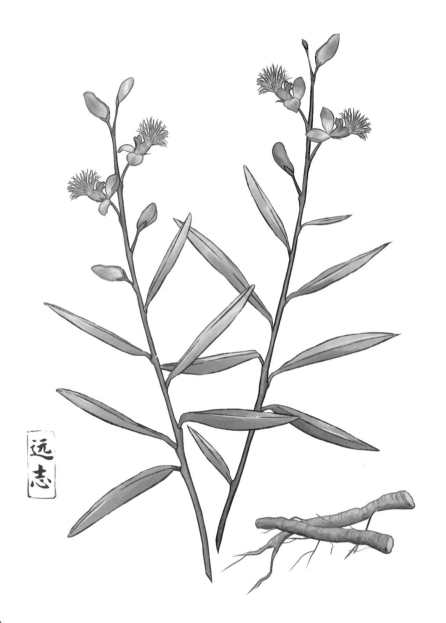

远
志

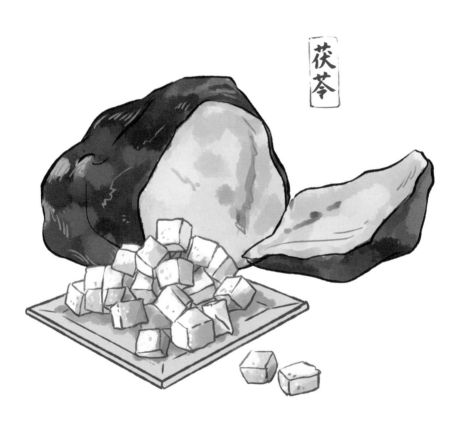

茯苓

致　谢

　　在这本科普书籍问世之际，我们衷心感谢所有为这一项目付出努力和智慧的人。这本书的完成，离不开广大专家、学者及所有参与人员的辛勤工作和无私奉献。

　　首先，我们要对首都医科大学附属北京中医医院针灸诊疗中心和北京大学第一医院神经内科的领导及管理团队表示最衷心的感谢。是他们的前瞻性思维和坚定支持，为这个跨学科项目的实施提供了坚实的基础。他们不仅提供了宝贵的资源，还创造了一个促进中西医交流、合作的开放环境，让这本书的编写和出版成为可能。

　　我们还要特别感谢参与本书编写的所有医疗专业人士，包括来自各个领域的专家、学者、医生和护士。他们不仅贡献了自己在帕金森病治疗方面的深厚理论知识和丰富经验，还以极大的热情和耐心，对复杂的医学信息进行了精确、易懂的解释，确保了内容的科学性和权威性。

我们还要感谢所有参与审稿、编辑、绘图和出版过程的同人。他们对于细节的严格把控和对于质量的高标准要求，确保了本书的专业性和可读性。

最后，我们要向所有的帕金森病患者及其家庭表示最深的敬意和感激，是他们的勇敢与坚韧，激励着我们不断前进，寻找更有效的治疗方法。我们希望这本书能够为他们提供帮助和支持，使他们的生活更加美好。

这本书是一个开始，不仅标志着我们共同努力的成果，还预示着未来在中西医结合治疗帕金森病方面更广阔的探索空间。我们期待这本书能够激发出更多的交流与合作，共同为人类的健康事业作出贡献。